栗原毅
日本肝臓学会認定・肝臓専門医
栗原クリニック東京・日本橋院長

肝臓の脂肪は、3日で落ちる

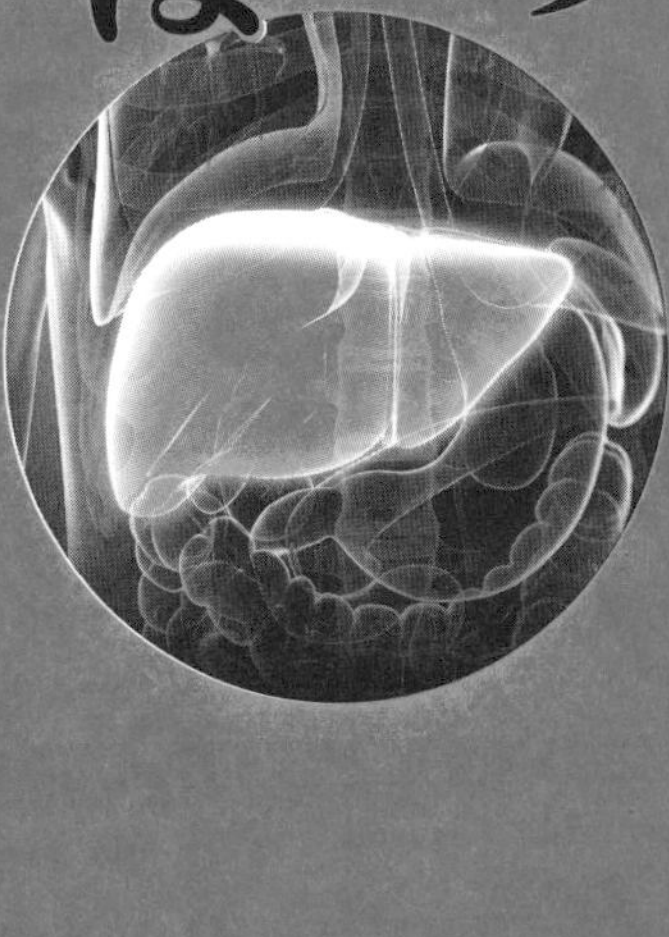

池田書店

はじめに

肝臓の脂肪は本当に3日で落ちるのか？
本書は、その疑問からスタートしました

私が肝臓の専門医となってから、はや45年が経ちました。日本橋（東京都）にある私のクリニックでは、脂肪肝はもちろん、C型肝炎・B型肝炎などの慢性肝臓疾患の治療を行っていますが、それだけではありません。糖尿病や脂質異常症などの生活習慣病、そして肥満症などの診断と治療も行っています。

肝臓の専門医でありながら、なぜ生活習慣病の診断と治療を行っているのか。それは、日々患者さんと接する中で、「脂肪肝はあらゆる病気のきっかけとなる」ことを、私が痛感しているからです。逆に、肝臓の脂肪を減らせば肝臓の機能がきちんとはたらくようになり、代謝や解毒

がうまくいきます。つまり、肝臓は食事でとり入れたエネルギーをうまく代謝することができ、からだに悪いもの（＝毒）を弱めたり除去したりすることができるようになるのです。

隠れ脂肪肝の原因は、シャインマスカット!?

これまでの著書で私は「中性脂肪は3日、内臓脂肪は3週間、皮下脂肪は3か月で落ちる」と申し上げてきましたが、本書では「肝臓の脂肪は3日で落ちる」ことを皆さんにお伝えします。

きっかけとなったのは、ある患者さんです。仮にFさんとしておきましょう。Fさんは、会社の健康診断で、肝臓にかかわる数値であるALTが85、γ《ガンマ》－GTPは100近くを記録してしまいました（基準値は、ALTは30U／L以下、γ－GTPは50U／L以下）。いつも通常の数値なのにこれはおかしい、ということになり、会社からいわれて当クリニックを受診しました。

私も、最初はなぜ、そんなに極端な高値が出たのかわかりませんでした。ところがよく話を聞いてみると、Fさんはそのとき、隠れ脂肪肝に近い状況だったことがわかりました。

山梨県の実家からFさんのもとに、健康診断の4日前にシャインマスカットが3房送られてきたのだそうです。Fさんは「くだものはからだにいいのだから、健康診断まで毎日ひと房ずつ食べよう」と決め、健康診断をむしろ楽しみにしていたといいます。

ところが、くだものが含む果糖は単糖です。分解する必要がない分、あっという間に吸収されてしまいます。Fさんは食事もふだんどおりにとったまま、シャインマスカットをひと房ずつ、食べていたわけです。明らかに糖質過剰摂取の状態でした。

そこで私はFさんに、普通の食事に戻すことをアドバイスしました。

すると、ALT、γ-GTPともに、1週間後には基準値以下に戻っていたのです。これまでも、ラットやラビットで似たような実験は行われていましたが、人間も同じだということがはっきりとしました。

肝臓の脂肪を3日で落とす世界初の試み

Fさんは、シャインマスカットを食べ続けた3日間で肝臓に脂肪がたまったのですから、3日間で落とせるはず……。そう考えた私は、3人の方に3日間の生活習慣の改善に取り組んでもらうことにしました。

まず、今回は、ふだんの生活を行う中で血液検査を行い、私がお勧めする生活習慣を3日守ってもらった後にふたたび血液検査を行い、比べてみることにしました。P32からの、3名のモニターの結果をご覧ください。非常に興味深い結果が出ています。

ひとりは隠れ脂肪肝、もうひとりはストレスからかγ-GTPの数値が高い状態で、もうひとりはアルコール摂取が多めでした。それが、たった3日の改善で、肝臓にかかわる数値がそれぞれ下がったのです。もちろん、たった3日ですから、数値の変化は微々たるものです。しかし、確実に成果が出ているということができますし、3日間の生活改善の取り組み結果は、世界でも類を見ないことだと思います。

ただ、新しい生活習慣を3日でやめてしまえば、また何日か後にはもとどおりになってしまうでしょう。そこで、別の方が3か月~6か月生活改善された結果もご紹介します。

スタート地点の肝臓の数値も、3日間のモニターよりはだいぶ高めです。また、肝臓だけでなく内臓脂肪や血糖値なども高めでしたので、少々長く取り組む必要がありました。高カカオチョコレートで血糖値が飛躍的に改善した女性、黒酢で肝臓の数値が明らかに改善した男性、そして緑茶効果で肝機能が改善した男性の例を紹介しています。

生活を改善した方全員に共通していたのは、自分の抱えている問題点や、悪しき生活習慣などに気づいていなかったこと。問題点に気づかないのは、肝臓が「沈黙の臓器」である以上、ある程度はしかたのないことです。症状が出る頃には軽い脂肪肝の段階はとっくに超えているのですから。

間違った健康知識が脂肪肝の原因に…？

いっぽうで、悪しき生活習慣についてはどうでしょうか。例えば、「くだものは、からだにいい」と思い込んでいたり、「体重は、運動しないと落ちない」と思い込んでいたり。乳酸菌飲料などが流行ったりすると、それらを飲むことを習慣にする人がいますが、その糖質量を気にしている人はあまりいません。

肝臓は、お酒だけが原因で悪くなるというのもよくある誤解です。肝臓をお酒で壊すこともももちろんありますが、お酒と同じくらい甘いもの、つまり糖質が脂肪肝の原因になっているのです。

私は脂肪肝の患者さんを減らします。
皆さんはまずは3日から挑戦してみませんか？

本書では、どんな生活習慣が脂肪肝の原因になっているのか、細かく解説しています。そして、「こういう習慣がお勧め」とか、「これはやめたほうがいい」という生活習慣について、19の項目を挙げています。
とはいえ、すべての項目を毎日、苦痛を感じながら守る必要はありません。なぜなら続かないからです。また、「ときどきやる」とか「健康診断の前だけやる」のはお勧めできません。瞬間的に数値は改善するでしょうが、継続しないとまたすぐに脂肪肝に戻ってしまいます。

まずは、私がお勧めする生活習慣の中から、自分で長く続けられると思えたものを選んで始めてください。3日で肝臓から脂肪が落ち始めるでしょう。そして3週間で内臓脂肪が、3か月で体脂肪が落ち始めるはずです。

P36でモニター結果を報告してくれたY・Fさんは、3日間のチャレンジの後も、高カカオチョコなどの習慣を続けたそうです。加えて舌磨き（P102）を行ったところ、約3か月後の4月26日の朝の体脂肪率は20・5％だったと報告してくれました。3か月で、5％も体脂肪が落ちています（3か月前は25．5％）。

私の務めは、日本から脂肪肝の患者さんを減らすことです。本書はそのために書きました。日本の脂肪肝患者は、私が必ず、減らします。皆さんは、本書を読んで、まずは3日の習慣改善から始めてみませんか？いっしょにがんばりましょう！

もくじ

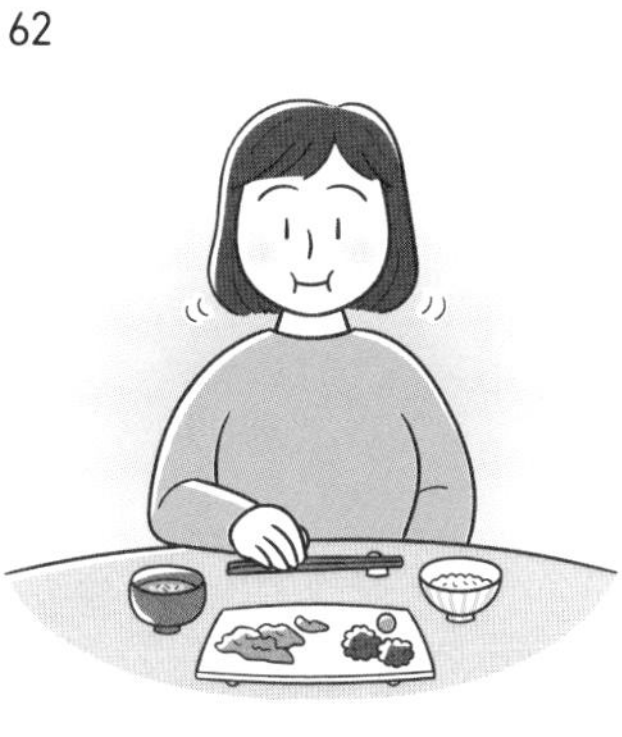

第2章 肝臓の脂肪が落ちる生活習慣

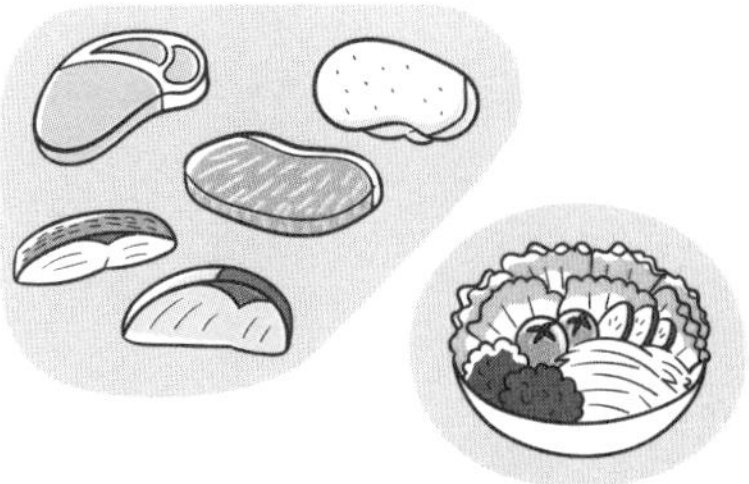

第4章 脂肪肝にならない嗜好品とのつき合い方

第5章 脂肪の正体を知っていますか？

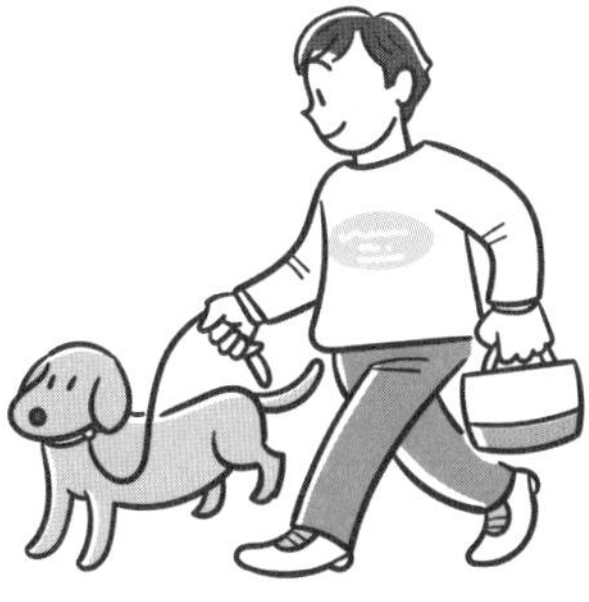

第6章 健康診断結果から隠れた脂肪をあぶり出す

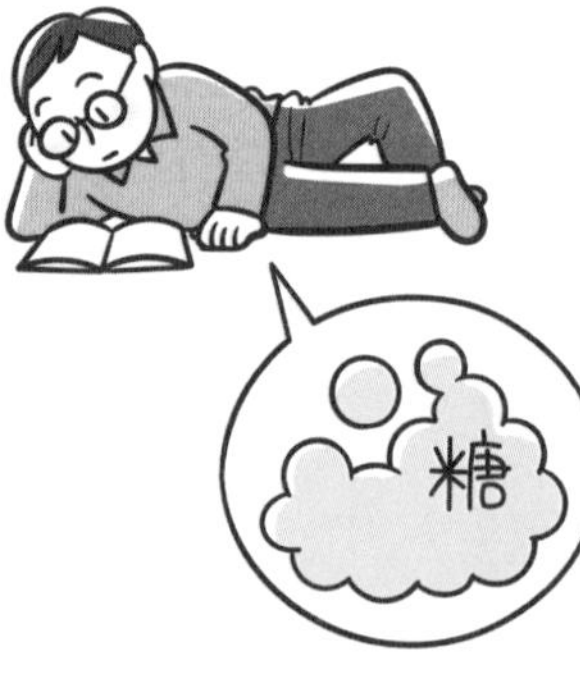

序章

肝臓の脂肪は3日で落ちる

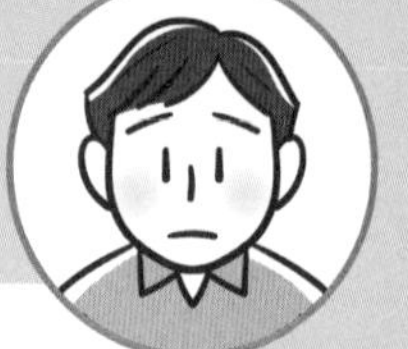

健康診断で「脂肪を落としましょう」といわれました。決して太っていないのに、なぜですか？

内臓（壁）や血液中など、からだのどこかに脂肪がついているからです

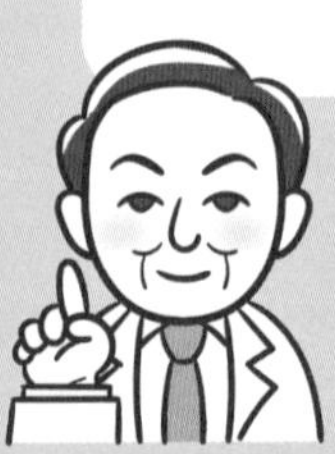

脂肪を落とす=体重を落とすではない
からだから脂肪を落とす方法とは

健康診断でダイエットを勧められた、という人は当クリニックにもたくさん相談にいらっしゃいます。医師からダイエットを勧められると、皆さん、「体重を落としてやせなければならない」と思い込んで、ジムに通ったりランニングをしたり食事面でカロリー計算をしたり…といった方法をとり、続かずに、成果が出ないと悩んでしまわれます。ですが、私が勧めるのは、**だれもが今日から実行できるちょっとした生活習慣の改善**。継続しにくいものや苦痛を伴うものはお勧めしていません。

脂肪には、太った・やせたなどの見た目に直結する皮下脂肪と、健康を左右する内臓脂肪など、いくつかの種類があります。軽い脂肪肝（→P22）なら、生活習慣に少し気を配るだけで、3日で改善することも可能です。

人間のからだにつく脂肪の種類

太っている・やせているは関係なし！
異所性脂肪にこそ注意が必要

ひと言でいえば、脂肪の正体は、エネルギーが十分に消費されずに肝臓で中性脂肪に合成されたもの。それが体脂肪として蓄積されていきます。

脂肪には大きく分けて中性脂肪とコレステロール（↓P170）がありますが、**皮下脂肪**、**内臓脂肪**、**異所性脂肪**といった、**つく場所による分類**もあります。言い換えれば、中性脂肪が皮下につくと皮下脂肪、内臓につくと内臓脂肪と呼ばれるのです。

●つく場所による脂肪の種類

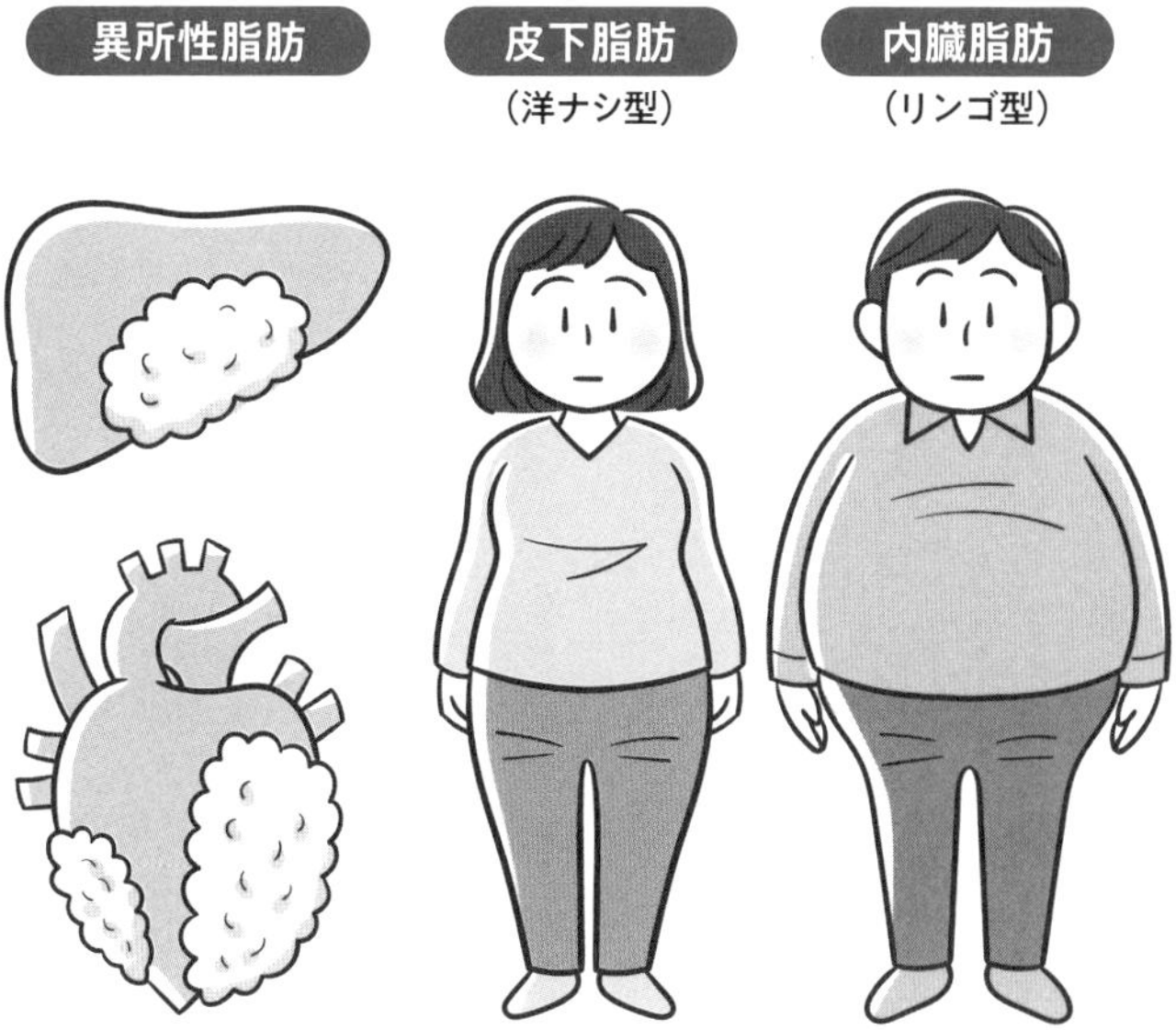

皮下脂肪がたまった状態は洋ナシ型肥満ともいわれ、女性に多くみられます。いっぽう、内臓脂肪がたまった状態はリンゴ型肥満ともいわれ、男性に多くみられ、これらがたまると見た目も太って見えます。

そして、**異所性脂肪は、本来はたまるはずのない肝臓や心臓、筋肉や、すい臓といった臓器に蓄積した脂肪**のことです。太って見えないので気づきにくいのですが、中でも肝臓に脂肪がつくと、やせにくいだけでなく、健康状態にも影響します。

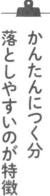

なんと、脂肪は肝臓にもつく！

かんたんにつく分
落としやすいのが特徴

「脂肪肝」と聞いて「肝臓に脂肪がつくの？」と驚いた人もいるかもしれません。ですが、結構、かんたんについてしまいます。ただ、かんたんにつくからこそ、比較的落としやすいのも事実です。

もともと、正常な肝臓には、いざというときのために、エネルギー源となる中性脂肪が5％ほど蓄えられています。ですがこの中性脂肪、不規則な生活や乱れた食事などのせいでかんたんに増えていってしまいます。食べたいものや

●健康な肝臓と脂肪肝

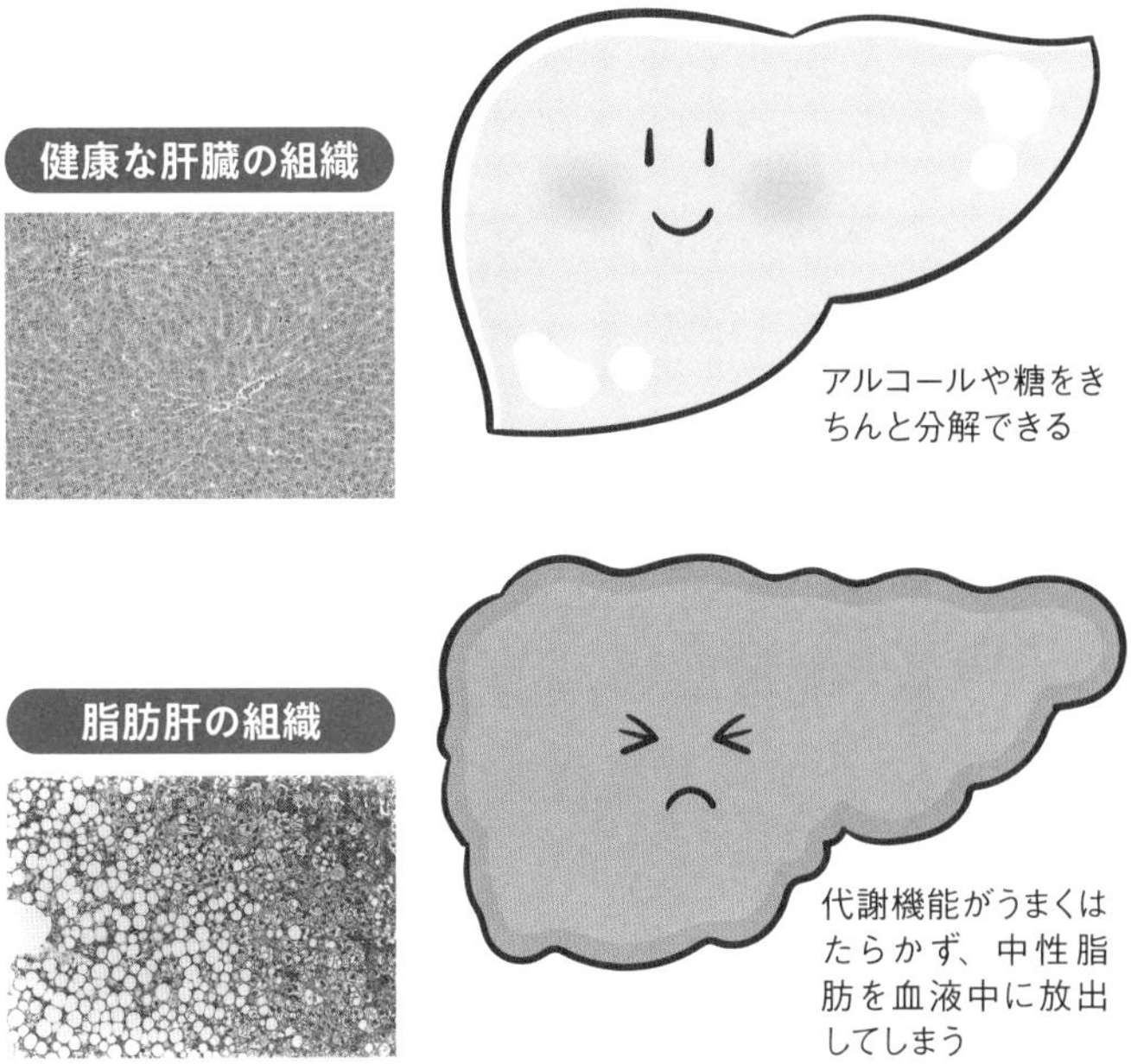

代謝機能がうまくはたらかず、中性脂肪を血液中に放出してしまう

飲みたいものが、24時間営業のコンビニエンスストアなどでいつでも手に入る現代社会では、エネルギー過多な食事や過度な飲酒に、すぐに陥ってしまいます。

余ったエネルギーは肝臓に蓄えられますが、その量には限界があります。**肝細胞の20％以上、中性脂肪がたまった状態が脂肪肝**です。脂肪肝になると、代謝機能が低下するため、からだのほかの部分にも脂肪がつきやすくなります。また、肝硬変や肝がんへと移行するリスクも高まります。

脂肪肝を改善すればからだ全体から脂肪が落ちる

効率的な減量には健康的な肝機能が必須

さて、最初の質問に戻りましょう。「なぜ、身長と体重のバランスは標準なのに、ダイエットを勧められるのか」。それは、からだのどこかに過剰に脂肪がついている（たまっている）可能性があるからです。この場合、「やせる」というのは**「体重を減らすこと」**ではなく**「脂肪を減らすこと」**です。

実は、脂肪肝を治せば、確実に脂肪を減らすことができます。なぜかというと、それは、肝臓の3大機能である「代謝」「解毒」「分泌」（↓P52）の中の

「代謝」と「解毒」、つまり、栄養素をエネルギー源に変えたりからだに害のあるものを解毒したりする、肝臓のもつ役割に大きなかかわりがあるからです。

脂肪肝になると、これらのはたらきが低下してしまい、糖の代謝やアルコールの分解が十分にできなくなってしまいます。そうなるとさらに脂肪は蓄積していきます。つまり、**肝臓自体のはたらきが十分に機能していないと、脂肪を落とそうとして食事の改善や運動に取り組んだとしても、効果は期待できない**のです。やっかいなことに、肝臓は「沈黙の臓器」です。ダメージを受けていても自覚症状はなかなか表れません。そのため、脂肪肝になっていても気がつかないまま、減量に取り組んでいる人も少なくないのです。

より効率的な減量は、肝臓を健康な状態に保ったうえで行う必要があります。まずは肝臓の状態を確認し、もし異常があるのであれば、肝機能を改善することが、早期の目的達成につながります。一見、回り道に思えるかもしれませんが、大丈夫。脂肪肝を治せば、実際、体脂肪はかなり落ちますし、さらにやせやすいからだになり、健康とダイエットの好循環に入ることができます。

従来のダイエットとは違う！「脂肪を減らす」栗原メソッド

脂肪を減らすのは食事内容などの生活「習慣」であって食事の「量」ではない

今から30年ほど前、「りんごダイエット」や「バナナダイエット」など、カロリーと食事量を減らした食べないダイエットが流行しました。その影響で、現在50～60代の女性の中には、食べることに罪悪感をもっている人もいます。

しかし、人間が動くにはエネルギーが必要です。そして、過剰な脂肪は健康によくないので、減らさなければなりません。このふたつを両立させるのは「脂肪の余らない（食事や生活）習慣」。まずは内臓脂肪や異所性脂肪、血中の脂肪を減らし、さらに運動で皮下脂肪を減らしていくことが必要です。

本書の第2〜4章では「脂肪が落ちる（つかない）習慣」を紹介しています。食事、生活、運動の分野にわたってそれなりに数があるので、「全部やらなければならないのか」「順番があるのか」と聞かれる方がいらっしゃいます。

本書では、これが肝臓にいい、という提案はしますが、強要はしません。なぜなら、**嫌いなものを、苦痛を感じながらやっても続かない**からです。いくつかの食べ物をお勧めしていますが、苦手なものは食べなくてかまいません。でも、「よくかんでゆっくり食べる」ことはできるでしょう。また、痛みなどがある場合、運動は休んで結構です。実は、脂肪肝の人はふくらはぎの筋肉が弱い傾向があります。ほかの習慣で脂肪肝を治してからヒールレイズ（↓Ｐ122）に取り組めば、怪我をすることも減ります。

Ｐ32から、3日間の「栗原メソッド」にチャレンジしてくれたモニター結果を紹介します。ふだんの生活を詳しく聞き出し、私がお伝えした生活習慣を試してくれました。確実に結果が出ていますのでぜひご覧ください。

モニター結果はこの数値に注目！

肝臓に潜む問題をあぶり出す3つの検査項目

P32からのモニター3名には、肝臓の健康状態を確認し、改善するために血液検査を行っていただきました。データを正しく判断するためには、**肝臓の状態を表すALT、AST、γ《ガンマ》-GTPの3つの数値**の意味するところや基準値を、知っておく必要があります。

ALTの値からは、肝臓の健康状態を推察することができます。特に、脂肪肝や肝炎などの前兆である「糖質のとり過ぎ」の時点で、数値が増えるのです。

● モニター結果はここに注目！

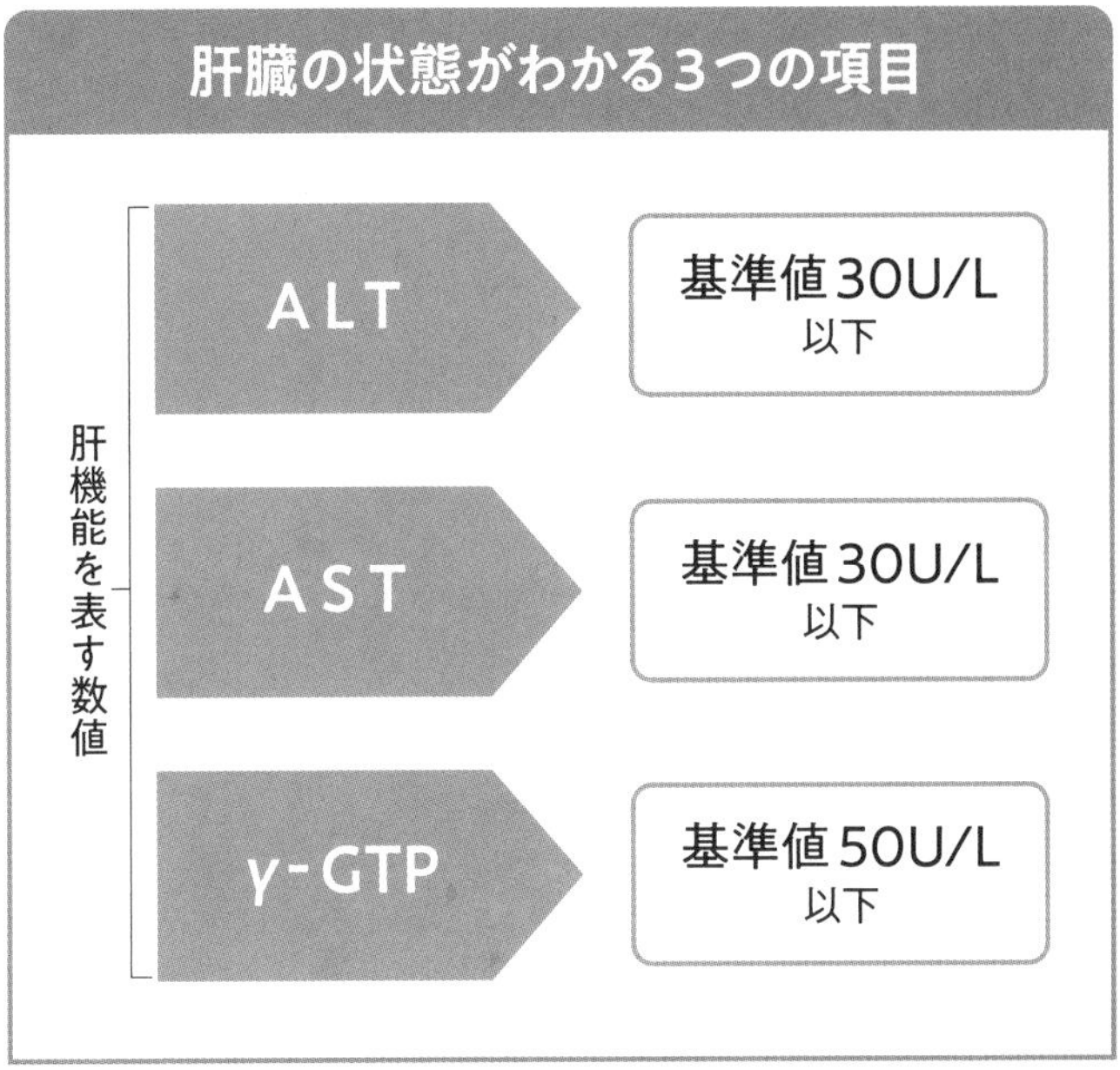

一方、ＡＳＴは、肝臓に何か障害があると上昇する数値です。ただし、肝臓だけでなく骨格筋や心臓、赤血球などにも含まれていること、風邪を引いていたり疲れていたりといった肝臓以外の要因でも上昇することから、ＡＬＴとの関連で見ていきます。

ALTのほうがASTよりも高くて基準値を超えていたら糖質のとり過ぎによる脂肪肝、ASTのほうが高くて基準値を超えていたらアルコール性の肝障害が疑われます。

ストレスが肝臓を傷つける

γ-GTPは活性酸素が増え過ぎると上昇する

　さて、もうひとつの数値γ-GTPが基準値を超えた場合は、アルコール性の脂肪肝が疑われると長年いわれてきました。ところが、γ-GTPが上昇するのはストレスによって増える活性酸素にも原因があることがわかったのです。活性酸素は、ウイルスや細菌を撃退するなど、からだにとって重要な役割をもっていますが、増え過ぎると細胞を傷つけ、さびさせてしまいます。そもそも、肝臓が機能する際には活性酸素が発生するので、肝臓は常に活性酸素にさ

●ストレスがγ-GTPの値を上げる!!

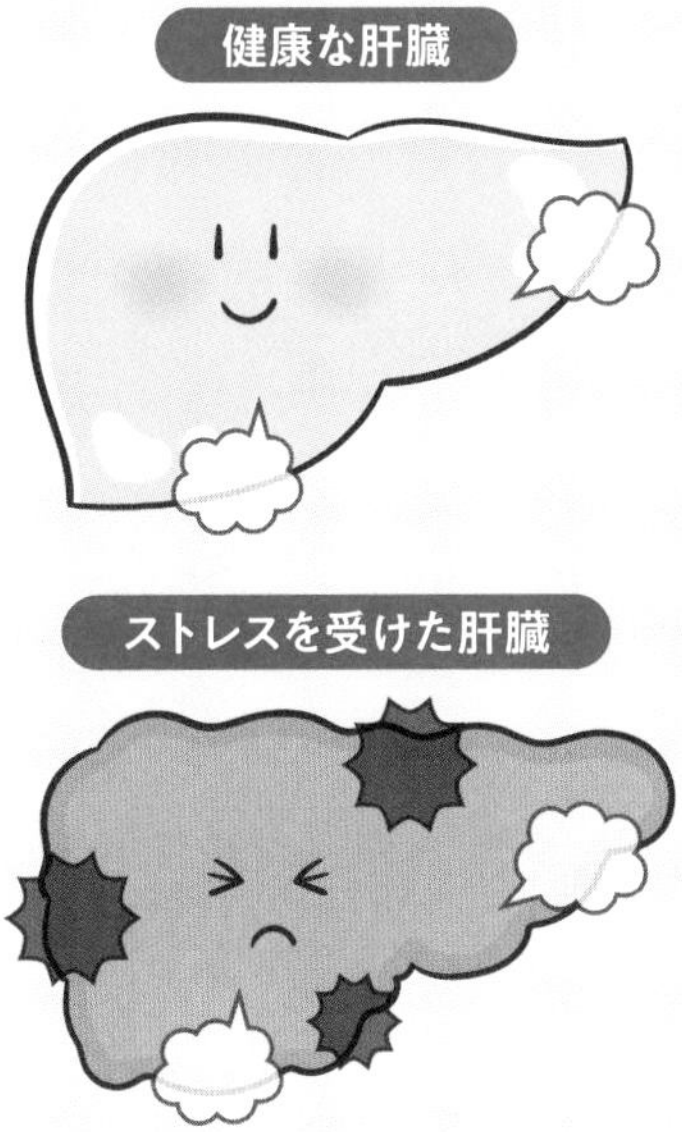

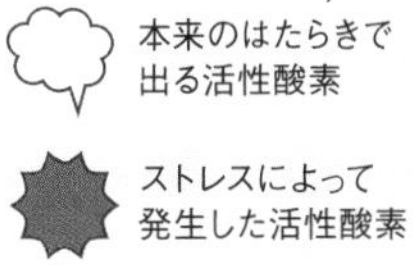

活性酸素はもとは酸素で、体内にあってしかるべきもの。しかし、増えすぎると細胞を攻撃し、さまざまな生活習慣病をもたらす原因となることがわかっています。肝臓も、本来のはたらきで活性酵素を排出していますが、そこにストレスにより大量発生した活性酸素が加わると、肝臓が傷ついてしまいます。

らされているわけですが、そこにストレスによって増えた活性酸素が襲いかかることで、細胞が傷つき、結果、γ-GTPの値を上げてしまうことがわかったのです。

γ-GTPをコントロールするためには、どうして数値が上がっているのかを見極めることが大切です。アルコールが原因であれば、お酒を控えるかやめるかで数値は正常に戻りますが、戻らなかった場合は、ストレスが原因になっていると考えられるからです。

たった3日でしっかり変わる！
私たちが試しました！

肝臓の数値が減少！
腹囲、体脂肪も落ちた

R.T（45歳、男性）

項目名		基準値	Before	After
肝臓にかかわる数値	ALT	30U/L 以下	24	22
	AST	30U/L 以下	24	22
	γ-GTP	50U/L 以下	20	19
中性脂肪		150mg/dL 未満	60	40
HDL コレステロール		40mg/dL 以上	68	70
LDL コレステロール		140mg/dL 未満	140	140
HbA1c		4.6~6.2%	5.3	5.4
体重		-	66.9	65.8
脂肪量		-	10.9	10.1
筋肉量		-	52.6	52.8
体脂肪率		-	16.4	15.4
BMI		18~22	21	20.8
腹囲		-	83	80.2

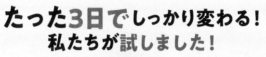

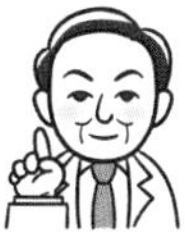

栗原カルテ

「よくかんで食べる」ことの大切さがよくわかる結果に スクワットもコツコツ取り入れたことで筋肉量もUP

Before 所見

ALT、ASTの数値は基準値内ではありますが、できれば16U/L以下にコントロールしたいところです。基準値内でも17U/L以上ある場合、「隠れ脂肪肝」と指摘しています。

Advice

- １日の糖質摂取量を250gに。ごはんの量を少なめに。
- 朝ごはんとしてくだものを食べないこと。
- 昼の麺類は具から食べるように。坦々麺などもOK。
- よくかんで食事をする。
- 軽い筋トレ5〜10分（もも上げかスクワット）、10分歩く。
- 食事の前には70%以上の高カカオチョコレート5g（1枚）。
- なるべく緑茶を飲む。

After 所見

肝機能の代表３項目とも改善しています。よくかんだことが大きいですね。また、HDLコレステロールが上昇していますので、これはスクワットなどの運動の効果であると思われます。腹囲、体重とも減少していることから、内臓脂肪の減少も同時に起きたと考えられます。肝臓の状態が悪くないので、運動の結果も表れやすいのでしょう。

少しの改善で明らかな効果が

ごはんの量を減らしましたが、よくかむことで食事に時間がかかるため、気になりませんでした。これまでどれだけ早食いだったかがわかりました。

チョコレートは優しい甘さでホッと満足感があって◎。

コーヒーが大好きなので、緑茶に変えるのに少し抵抗がありましたが、飲み始めたらおいしかったので続けられました。

たった3日でしっかり変わる!
私たちが試しました!

ストレスの軽減で
からだも軽くなった!

Y.K(34歳、男性)

項目名		基準値	Before	After
肝臓にかかわる数値	ALT	30U/L 以下	13	13
	AST	30U/L 以下	15	16
	γ-GTP	50U/L 以下	117	101
中性脂肪		150mg/dL 未満	67	65
HDL コレステロール		40mg/dL 以上	103	96
LDL コレステロール		140mg/dL 未満	55	68
HbA1c		4.6~6.2%	4.7	5.0
Lympho		18.0~50.0%	11.3	25.4
Neutr		42.0~74.0%	83.0	62.9
体重		-	64.2	64.3
脂肪量		-	16.6	16.0
筋肉量		-	45.1	45.8
BMI		18~22	22.7	22.8
腹囲		-	88	86

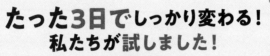

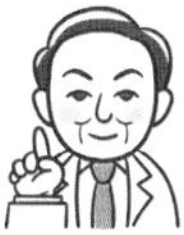

栗原カルテ

肝機能は正常なので、ストレス対策を中心に。こころとからだを休めることが大切

Before 所見

白血球成分で、リンパ球（Lympho）が低く、逆に好中球（Neutr）が高めです。好中球・交感神経に支配されていることから、自律神経の乱れやストレス・睡眠不足などが考えられます。ストレス対策ができるといいですね。

Advice

- 酒量が多いので、減らす。
  缶ビール1杯、缶チューハイ1杯まで。
- 運動をほぼしていないので、
  毎日30分の歩行運動を。ひと駅手前から歩く。
- γ-GTPの数値が高いことから、ストレス・睡眠不足の対策を。
- ゆっくりめの入浴と、最低6時間の睡眠時間を確保する。

After 所見

γ-GTPは数値が改善し、117から101となりました。散歩や入浴、睡眠時間の確保などの、抗ストレス習慣を続けてください。腹囲が88㎝から86㎝へと下がっていました。酒量を減らし、散歩時間を増やした効果であると考えられます。ストレス過多や睡眠不足が表れるLymphoとNeutrに所見があったため、抗ストレスの生活をお勧めしたところ、効果が表れています。

減酒と散歩でストレスが減った！

飲酒量を減らしたことにより、朝の寝覚めがよくなりました。飲酒はストレス対策にはならないと実感。さらに、帰宅時の歩行時間を増やしたため（10分から40分へ）、睡眠に入るまでの時間も短くなったように思います。

運動不足と睡眠不足が多少改善されたようです。3日間で体力がつき、ズボンのベルトが少しゆるくなったと感じました。

たった3日でしっかり変わる！
私たちが試しました！

肝臓の数値 ALT、ASTが一気に下がった！

Y.F（50歳、女性）

項目名		基準値	Before	After
肝臓にかかわる数値	ALT	30U/L 以下	37	30
	AST	30U/L 以下	46	34
	γ-GTP	50U/L 以下	21	21
中性脂肪		150mg/dL 未満	76	44
HDL コレステロール		40mg/dL 以上	76	94
LDL コレステロール		140mg/dL 未満	96	105
HbA1c		4.6~6.2%	4.9	4.8
体重		-	52.4	52.5
脂肪量		-	13.4	12.7
筋肉量		-	36.7	37.5
体脂肪率		-	25.5	24.1
BMI		18~22	20.0	20.0
腹囲		-	72	71

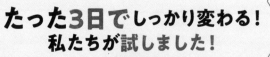

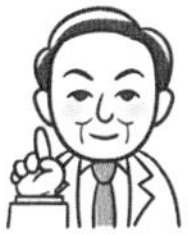

栗原カルテ

自分がやりやすい方法で習慣をチョイスして結果につながりました

Before所見

ALTとASTがともにやや高く、ASTがALTより高いので、アルコール性の脂肪肝の疑いがあります。ただし、γ-GTPが低いので、それほど心配する必要はありません。本人によると、運動ができていないことが原因か、体重、体脂肪も、ふだんよりいくらか増えているそうです。

Advice

- 酒量が多いので、お酒は赤ワインを2杯まで。
- よくかんで食事する。
- ウォーキングとスクワット1日10回。
- 納豆に酢を加える酢納豆を習慣に → 高カカオチョコに変更。

After所見

肝機能を表すASTが顕著に低下、ALTも短期間でかなり改善し、30以内の基準値になっています。また、運動によって上昇するHDLコレステロールの値も、短期間でかなり上昇しました。腹囲も減少しているため、体重の微増は筋肉が増えたことによるものでしょう。

※この後3か月続けたところ、体脂肪は20.5%となり、合計5%もダウンしました。

続けられることを楽しんで継続

栗原先生に「納豆が好き過ぎて酢納豆が悲しい」とお伝えしたところ、「高カカオチョコレートにしましょう」と代替案を勧めてくださり、続けることができました。

お酒は、「量を節制」というご指導でしたが、特に飲みたくもなかったので、飲みませんでした。お昼はいつも「ながら」弁当でしたが、食事に集中、よくかむようにしました。

5か月続けるとこんなに変わる!

よくかむ+高カカオチョコレートの習慣で血糖値が飛躍的に改善!

40歳、女性

項目名	2021年7月7日	2021年8月11日	2021年9月16日	2021年10月14日	2021年11月15日	2021年12月15日
HbA1c	9	8.7	7.2	6.1	5.4	5.4
ALT	83	72	38	27	31	26
AST	45	46	29	20	22	21
γ-GTP	76	70	62	55	53	45
中性脂肪	230	165	132	245	230	132
アルブミン	4.5	4.5	4.6	4.5	4.5	4.7

基準値はそれぞれ、HbA1c = 4.6 ~ 6.2%、ALT = 30U/L 以下、AST = 30U/L 以下、γ-GTP = 50U/L 以下、中性脂肪= 150mg/dL 未満、アルブミン= 4.4 以下

2項目を徹底して行い健康な肝臓に

この方には、食事の際によくかむことと、食前と食間の1日5回5gずつ高カカオチョコレートを食べてもらうことにしました。半年続けてもらった結果、肝臓がらみの数値（ALT、AST、γ-GTP）のすべてに、すばらしい改善がみられます。

また、血糖値コントロールの状態を判断するHbA1cも半年間で約半分となり、基準値内に。体内はかなり変わったのではないでしょうか。

今後、スクワットやヒールレイズなどの運動をとり入れていけば、総タンパクを表すアルブミン値も上がってくると思われます。

6か月続けるとこんなに変わる!

スプーン1杯の黒酢で、肝臓の数値が激減!

61歳、男性

項目名	2019年3月11日	2019年4月16日	2019年5月21日	2019年6月24日	2019年7月31日	2019年9月17日
HbA1c	7.3	7.2	7	6.9	6.7	6.3
ALT	54	48	33	34	37	26
AST	35	29	24	23	26	19
γ-GTP	121	104	89	87	68	56
中性脂肪	209	163	302	500	117	192
アルブミン	4.8	4.9	5.1	4.8	4.8	5

基準値はそれぞれ、HbA1c = 4.6 ~ 6.2%、ALT = 30U/L 以下、AST = 30U/L 以下、γ-GTP = 50U/L 以下、中性脂肪= 150mg/dL 未満、アルブミン= 4.4 以下

スプーン1杯の黒酢で内臓脂肪が明らかに減少!

この方は食後血糖値を気にされていましたので、食後血糖値を下げる効果のある酢を生活習慣に加えるよう、アドバイスしました。具体的には黒酢を大さじ1杯食前に飲んでもらうことにしたのです。

すると、HbA1cも少し下がっていますが、肝臓(ALT、AST、γ-GTP)の数値に明らかな改善がみられました。

まずは肝臓にかかわる3つの数値がかなり大きく減少していることに注目したいところです。このままコツコツ続ければ、血糖値もさらに落ち、最後に中性脂肪が落ちてくるものと思われます。

3か月でかなりの改善!

飲みものを緑茶に変えて
肝臓の数値が劇的に改善

60歳、男性

項目名	2021年 6月30日	2021年 7月30日	2021年 9月30日
ALT	97	73	44
AST	96	48	30
γ-GTP	30	26	19

基準値はそれぞれ、
ALT = 30U/L 以下、AST = 30U/L 以下、γ-GTP = 50U/L 以下

1日1本のペットボトルの緑茶で脂肪肝改善

長年、肝機能の改善に取り組んできた方ですが、高カカオチョコレートがあまりお好きではなく、よくかむことも忘れがちで、なかなか数字が改善しない状態が続いていました。そこで、これまで飲んでいた炭酸飲料や甘い飲料を緑茶に変えることを提案しました。

1日ペットボトル1本を目標に、毎食前に100㎖、200㎖ずつ、こまめに飲んでもらいました。すると、ジャスト3か月で、あれだけしぶとかった脂肪肝が改善していました。食前に飲むことで「よくかむ」のリマインドにもつながったようです。

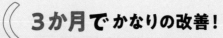

第1章

何をしても
体脂肪が減らないのは
「脂肪肝」が原因だった！

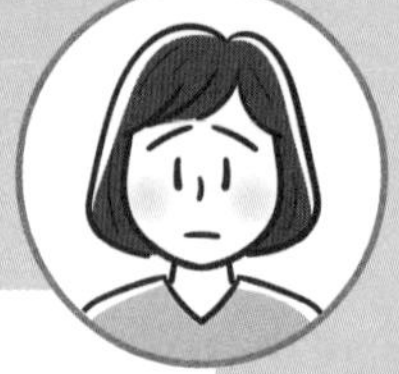

お酒を飲まないのに「脂肪肝の疑い、あり」といわれました。なぜですか？

甘いものをとり過ぎていませんか？
糖質のとり過ぎが原因で、脂肪が肝臓にたまるケースがあります

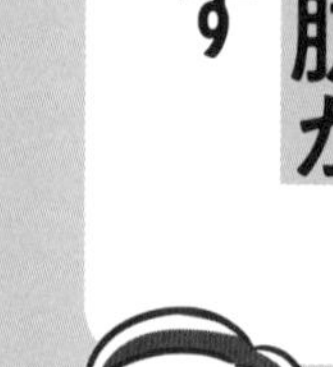

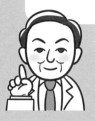

「脂肪肝」の原因には糖質のとり過ぎもあった！

長年、肝臓が悪くなるのはお酒のせいだといわれてきましたが、最近注目を集めているのは非アルコール性の脂肪肝。また、「脂肪肝」という名前から、「あぶらっぽい食事はNG」と思われがちですが、あぶらもそれほど神経質になる必要はありません。**中性脂肪の原因としてはお酒や脂質よりも、「糖質」**のほうに注目が集まっているのです。お酒は苦手なのに脂肪肝を疑われたという人は、食べ方、糖質のとり方を見直す必要があります。

第1章では誤解されがちな「脂肪肝」について、詳しく説明していきます。肝臓の脂肪はつきやすい分、落としやすいという特徴もありますので、軽い脂肪肝のうちに落としてしまいましょう。

「脂肪肝」が疑われたら症状が出る前に改善を！

脂肪は必要なものだがたまり過ぎるとからだに支障を来す

　ここからは脂肪肝について基本から解説していきましょう。「脂肪肝」とは、**肝臓を構成している肝細胞に中性脂肪が蓄積した状態**のこと。その割合が肝細胞の20％を超えると、「脂肪肝」と診断されます。

　脂質は、糖質やタンパク質と同様、重要なエネルギー源で、体内にとり込まれると、まずはすい液により脂肪酸とモノグリセリドに分解され、吸収されます。その後、肝臓に運ばれて、脂肪酸から中性脂肪やコレステロール、リン脂質といった脂肪に合成されるのです。つまり、中性脂肪は、からだを動かすエネルギー源となり、かつ、余ったら蓄えることができるという、人間にとってはなくてはならない大切なものなのです。

しかし、いくら脂肪が大切だといっても、たまり過ぎはよくありません。肥満や糖尿病といった生活習慣病の原因となり、からだにさまざまな支障を来すようになるからです。

脂肪肝には、大きく分けてアルコールが原因となるアルコール性とアルコールとは関係のない非アルコール性のふたつのタイプがありますが、最近では太り過ぎなどが原因となる非アルコール性の脂肪肝も増えています。どちらのタイプの脂肪肝にせよ、肝臓は「沈黙の臓器」。機能に障害が起きても自覚症状に乏しいのが特徴です。言い換えれば、**症状が表れる頃には病状が進行している場合が少なくありません**。健康診断などで脂肪肝が疑われたら、1日も早く改善に取り組んでほしいと思いますし、早めに病院を受診していただきたいと思います。

お酒を飲まない人の脂肪肝が増加中!?

非アルコール性の脂肪肝もかなり危険！長い年月をかけて病気が進行していくことも

B型肝炎やC型肝炎といった肝臓疾患は、かつて日本人に多くみられました。医学の進歩によってこれらのウイルス性疾患は治る病気となったいっぽう、近年では生活習慣を背景とした肝臓疾患が増加しています。そのひとつが、さきほどからお話ししている脂肪肝です。

脂肪肝と聞くと、お酒を飲む人がなるのでは？　と思うかもしれませんが、最近では、お酒を要因としない非アルコール性の脂肪肝（nonalcoholic fatty liver disease：NAFLD）が増加傾向にあります。お酒を飲む習慣がないからといって、安心することはできません。

NAFLDは、肥満や糖尿病、脂質異常症といった、いわゆる生活習慣病が背景にあり、健康診断を受けた成人のだいたい20〜30％はNAFLDです。国内では2000万人ほどの患者さんがいるのではないでしょうか。そして、NAFLDのうちの10％程度が、非アルコール性脂肪性肝炎（nonalcoholic steatohepatitis：NASH）である可能性があります。

さらに、飲酒による脂肪肝は、長い年月をかけて肝炎、肝硬変、肝がんへと移行していくことが知られていますが、近年、**お酒を要因としないタイプの脂肪肝でも同じような経過をたどる**ことがわかってきました。

肝臓はからだの中でもっとも大きな臓器で、成人では1kg以上にも及び、再生能力も高いすぐれもの。しかし、万が一、肝臓の機能に障害が起きても病気の初期には自覚症状がないため気がつかないことが多く、黄疸や倦怠感などの症状が出た頃にはすでに病気が進行しているということも少なくありません。

女性は50代からが要注意

女性ホルモンの低下と糖質摂取過多のダブルパンチ

２０１５年に、サッポロビール株式会社が全国の20～60代の男女１０００人を対象に「食習慣と糖に関する実態調査」というアンケート調査を行いました。その結果、特に女性は、平均で、１日の糖質摂取量の基準である２００gを大きく上回る３３２gを摂取していることがわかりました。糖質摂取量過多の人の割合は、男性と比べると大幅に高いということもわかったのです。

女性は50代になるとそれまで守られていた女性ホルモンのバランスが崩れて

●日本人女性は糖質をとり過ぎている

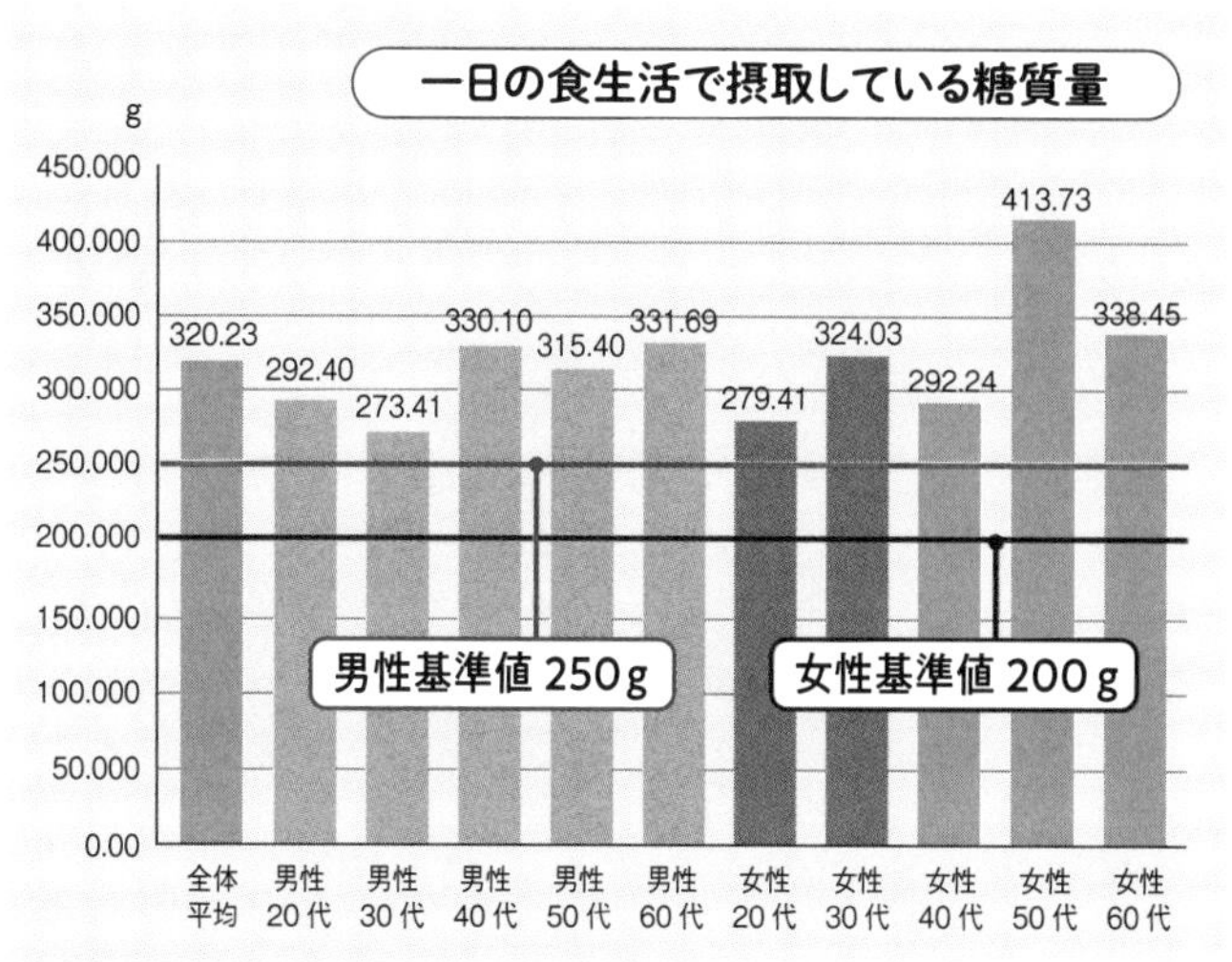

糖質の摂取量の平均は320g（全体）で、この数値を角砂糖に換算すると約80個分に相当します。グラフをみるとわかるように、50代女性では400gを超えていますが、これは角砂糖に換算すると104個分にあたります。60代女性でも338gで、これは角砂糖85個分に相当します（サッポロビール株式会社調べ）。

くることから、さまざまな病気にかかりやすくなります。そこに脂肪肝というリスクを抱えるのは非常に危険です。そのため、**女性は特に糖質の過剰摂取に注意しなければなりません。**お酒は飲まないという人であっても、糖質をとり過ぎることで、非アルコール性の脂肪肝のリスクが高まってしまうからです。

各章末に各食品食材の糖質含有量のグラフを掲載しました。ふだん、どのくらい糖質をとっているか、チェックしてみてください。

「やせている＝健康」ではない!? 「低栄養性脂肪肝」が急増中！

「やせたいのに食べていいの？」その罪悪感が間違いのもと！

20〜30年くらい前は、まだ研究が十分でなかったためか、今から考えると眉唾もののダイエット法がいくつも流行しました。リンゴダイエットやバナナダイエットなどのくだもの単品ダイエット、とにかく食べないカロリーオフダイエット、体中に食品用ラップを巻いて汗をかくラップダイエットなど。中には、その**効果が見込めないばかりか、健康を害することにもなりかねない方法**もありました。

●低栄養性脂肪肝を招くメカニズム

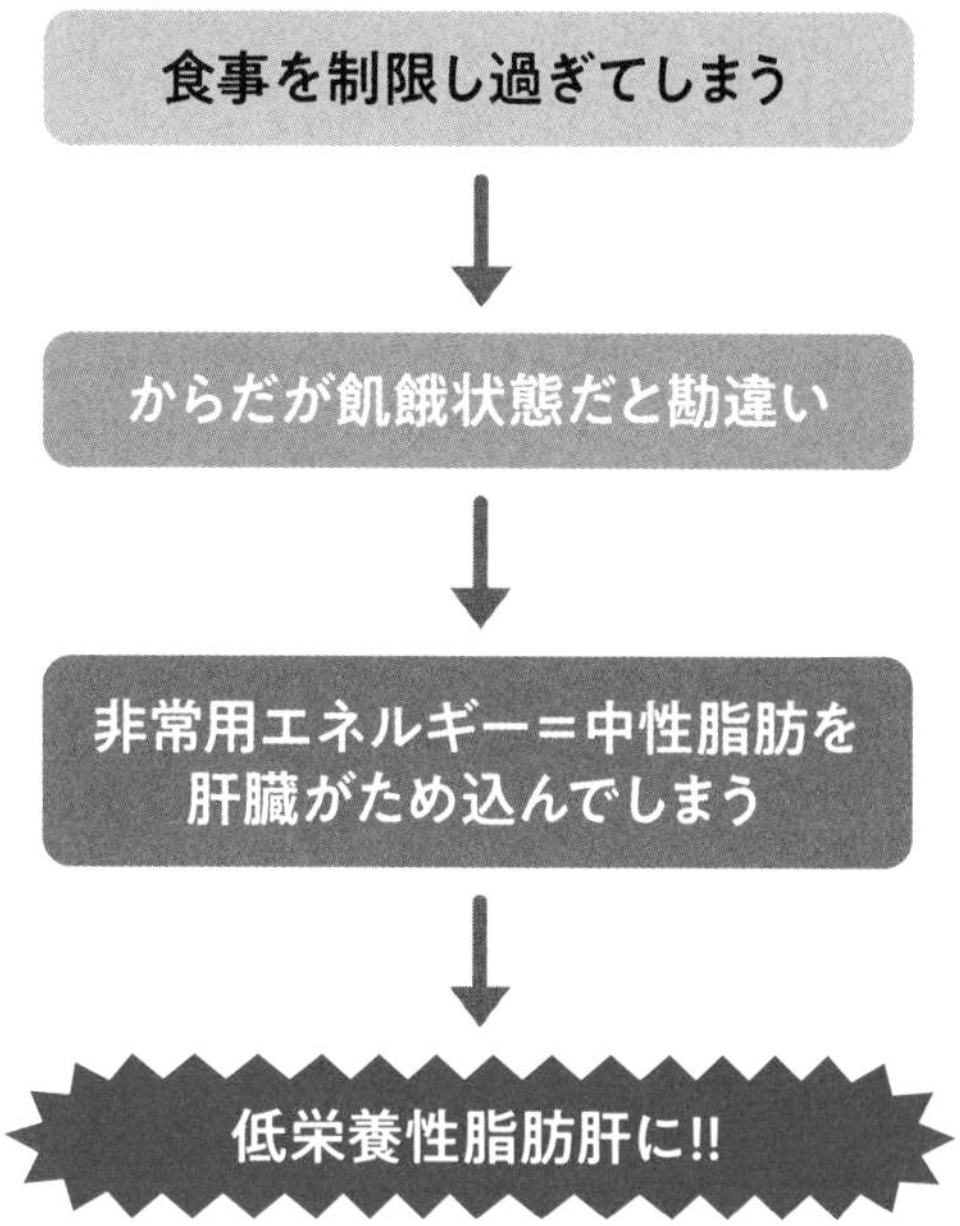
食事を制限し過ぎてしまう
からだが飢餓状態だと勘違い
非常用エネルギー＝中性脂肪を
肝臓がため込んでしまう
低栄養性脂肪肝に!!

そのせいか、40代後半から60代半ばくらいまでの女性の中には、食べることに罪悪感を覚えてしまう人がいます。言い換えれば「食事を減らせばやせる」と思い込んでしまうのです。

　ですが、このような考え方は大変危険。栄養が足りなくなると、人間は飢餓状態だと勘違いして、からだじゅうの中性脂肪を肝臓に送ろうとします。**肝臓に脂肪が集まり過ぎると、脂肪肝まっしぐら。**これを「低栄養性脂肪肝」といいます。

肝臓の主なはたらきは「代謝」「解毒」「分泌」

脂肪肝になると代謝のはたらきが落ちる

　ではここで、肝臓のはたらきを再確認しておきましょう。

　肝臓はおなかの右側上部にあり、肋骨に守られるように収まっています。人間のからだの中ではもっとも大きな臓器で、大きく分けると**「代謝」「解毒」「分泌」という3つのはたらき**を担っています。

　肝臓には腸から吸収された栄養素をエネルギーに変えたり、貯蔵したりするはたらきがあり、これを「代謝」といいます。からだの中にとり入れられた糖質は体内で分解されてブドウ糖になり、さらにこのブドウ糖は肝臓で中性脂肪に変わります。中性脂肪はエネルギー源として蓄えられます。

また、肝臓は、アルコールや薬、タバコに含まれるニコチンなど、からだにとって有害な物質を分解して弱めるはたらきがあり、これを「解毒」作用といいます。弱毒化された物質は胆汁や尿中に排出されます。

さらに、肝臓では腸から吸収された食べものを消化するのに必要となる胆汁を合成して胆管から十二指腸へと「分泌」しています。胆汁は肝臓で合成されたコレステロールからつくられ、食べものの消化を助けるほか、老廃物を分解して除去するはたらきもあり、濃縮されて胆のうに蓄えられます。このように肝臓は生命を維持するためにさまざまな加工や分解を行っているため、からだの中の化学工場ともいわれています。


肝臓のはたらきの中でも、特に脂肪肝に大きく関与しているのは、代謝のはたらきです。代謝が滞るということは、つまりエネルギー消費が滞るということです。

「代謝」と肝臓に脂肪がつくメカニズム

余った糖質は脂質として肝臓に蓄えられる

さきほどご説明した肝臓のはたらきの中で、脂肪肝ともっとも密接なかかわりがあるのが「代謝」です。ここで、肝臓のもつ代謝のはたらきについて、もう少し詳しくみていきましょう。

代謝とは、栄養素をエネルギーに変換することです。栄養素の種類はたくさんありますし、肝臓だけが栄養素を代謝しているわけでもありません。しかし、肝臓は、人間が食事から摂取する主な栄養素である糖質、脂質、タンパク質などを分解したり合成したり、貯蔵したりするうえで、とても大きな役割を担っています。

例えば、食事として摂取するごはんなどの糖質は、体内でブドウ糖（グルコース）に分解され、吸収されて肝臓へと運ばれた後、血液中に放出されて、それぞれの組織でエネルギー源として使われます。**このはたらきを「糖代謝」といいます**。このとき肝臓では、グルコースがグリコーゲンへと合成されるのですが、エネルギーを必要としない（活動していない）場合は、使われずにそのまま肝臓や筋肉に蓄えられます。この肝臓が蓄えるグルコースの量に、実は限界があるのです。

肝臓が吸収しきれなかった**限界量を超えたグルコースは、中性脂肪となります**。そして、大腸や小腸、血液中に送られたり脂肪組織や肝臓に蓄えられたりしてしまうのです。

エネルギーが使われなかったり糖質をとり過ぎたりすると、肥満や脂肪肝につながるというのは、このような背景があるからなのです。

肝臓の脂肪を落とすと代謝が上がる

脂肪肝のままでは代謝が鈍りエネルギーが余ってしまう

さて、P52で紹介した肝臓の重要な3つのはたらき「代謝」「解毒」「分泌」。これらのはたらきは、肝臓が健康だからこそ、十分に機能します。逆にいえば、**肝臓が健康ではないと、代謝機能をはじめとした肝臓のはたらきが下がってしまう**のです。

肝臓が元気であれば、代謝機能もうまくはたらきます。つまり、エネルギーが余ることなくすべて代謝されるため、余分な中性脂肪が生まれません。肝臓は必要な分だけを蓄え、生命活動のためのエネルギーとして順次消費していきます。

ところが、脂肪肝になるとこのはたらきが弱まるため、アルコールや糖を分解したり代謝したりすることが十分にできなくなってしまいます。この状態で、いくらダイエット（ここではエネルギー摂取を減らすこと、あるいは運動などで消費すること）をしても、十分な効果は得られません。

そのうえ、肝臓には痛みなどを感じる神経がないため、ダメージに気づきにくいというやっかいな特徴があります。多くの人が、脂肪肝になっていることに気づかないままダイエットに取り組み、失敗してしまうのはそのためです。

からだ全体から脂肪を減らしたいのであれば、まずは脂肪肝という原因をしっかりと取り除く必要があります。言い換えれば、肝臓に余分な脂肪がついていなければ、代謝機能が上がり、からだに脂肪がつかない「低脂肪体質」になれます。そのためにもまずは脂肪肝を改善していきましょう。

次の章で詳しく説明していきますが、肝臓の脂肪は比較的かんたんに落とすことができます。

糖尿病患者の7割は脂肪肝も患っている

脂肪肝と糖尿病を併発、そしてがんへ
軽度なうちにちょこちょこメンテナンスを

さて、脂肪肝を患う人が増えるにつれ、非アルコール性の脂肪肝（NAFLD）や脂肪性肝炎（NASH）への関心も高まりつつあります。というのも、糖尿病患者のおよそ70％がNAFLDを合併していることが報告されているからです。

ここでいう糖尿病とは、いわゆる2型糖尿病のこと。遺伝や先天性ではなく、過食や過度の飲酒、運動不足が原因となります。生活習慣の乱れによって発症するため生活習慣病とも呼ばれます。

脂肪肝が怖いのは、前にも説明したように、アルコール性だけでなく**非アルコール性のNASHにおいても肝硬変から肝細胞がんへと移行していくおそれがある**ことがわかってきたからです。もともと糖尿病はすい臓などのがんを発症させるリスクが高いことで知られていましたが、それに加えてNAFLDから、さらに肝細胞がん発症のリスクも高めてしまうというのです。その確率は、糖尿病ではない人の2倍程度といわれています。

糖尿病の発症リスクともなるNAFLD。糖尿病も、多くの合併症を引き起こす可能性があります。つまり、**脂肪肝から芋づる式に、さまざまな病気が引き起こされる可能性がある**（↓P194）ということで、気づけば健康状態は負のスパイラルに陥ってしまっていることも考えられます。

「自覚症状がないから」「太って見えないから」といって、放っておくと、大変なことになってしまうかもしれません。軽度であるうちに気をつけて、ちょこちょこメンテナンスできるといいですね。

脂肪肝チェックリストで肝臓の健康状態を確認しよう

3つ以上のチェックがついたら要注意あなたも脂肪肝かも!?

脂肪肝についてかんたんにお話ししてきましたが、実際にどんなものなのかわからないという人は少なくないと思います。最近は、お酒を飲まない人の脂肪肝が増えていることもあります。ふだんお酒を飲まなくても次に挙げる項目のうち、**3つ以上該当したら脂肪肝**かもしれません。

また、健康診断の血液検査では、脂肪肝や隠れ脂肪肝かどうかがわかります。数値の意味や詳細については第6章をご参照ください。

●脂肪肝チェックリスト

- □ 最近おなかが出てきたと感じる
- □ 食事にかける時間が
  10分以内のことがよくある
- □ 味の濃いものが好き
- □ 麺類は週に3回以上食べる
- □ 食事は主食から食べる
- □ ごはんを2膳以上食べる日が、
  週のうち5日ある
- □ ほぼ毎日、くだものを食べている
- □ お酒を毎日飲んでいる
- □ 口の中が乾いていると感じることがある
- □ 歯の手入れがおろそかになっている
- □ タバコを吸っている
- □ 習慣にしている運動がない
  （運動の習慣がない）
- □ 筋肉に衰えを感じる（筋力の衰えを感じる）
- □ 夜、寝つきが悪いことがある
- □ 朝起きたときに疲れがとれていないと
  感じることがある
- □ 収縮期血圧（最高血圧）が
  130mmHg以上である

COLUMN

穀類の糖質量をチェックして「ゆるい糖質オフ」を意識

穀類には糖質が多く含まれているため、それぞれの食品の糖質含有量を把握しておくと選ぶ際に参考になります。主食とされるものがほとんどなので量が多くなりがちですが、糖質含有量の比較的少ない食品を選んだり量を1～2割減らしたりする「ゆるい糖質オフ」をこころがけて。

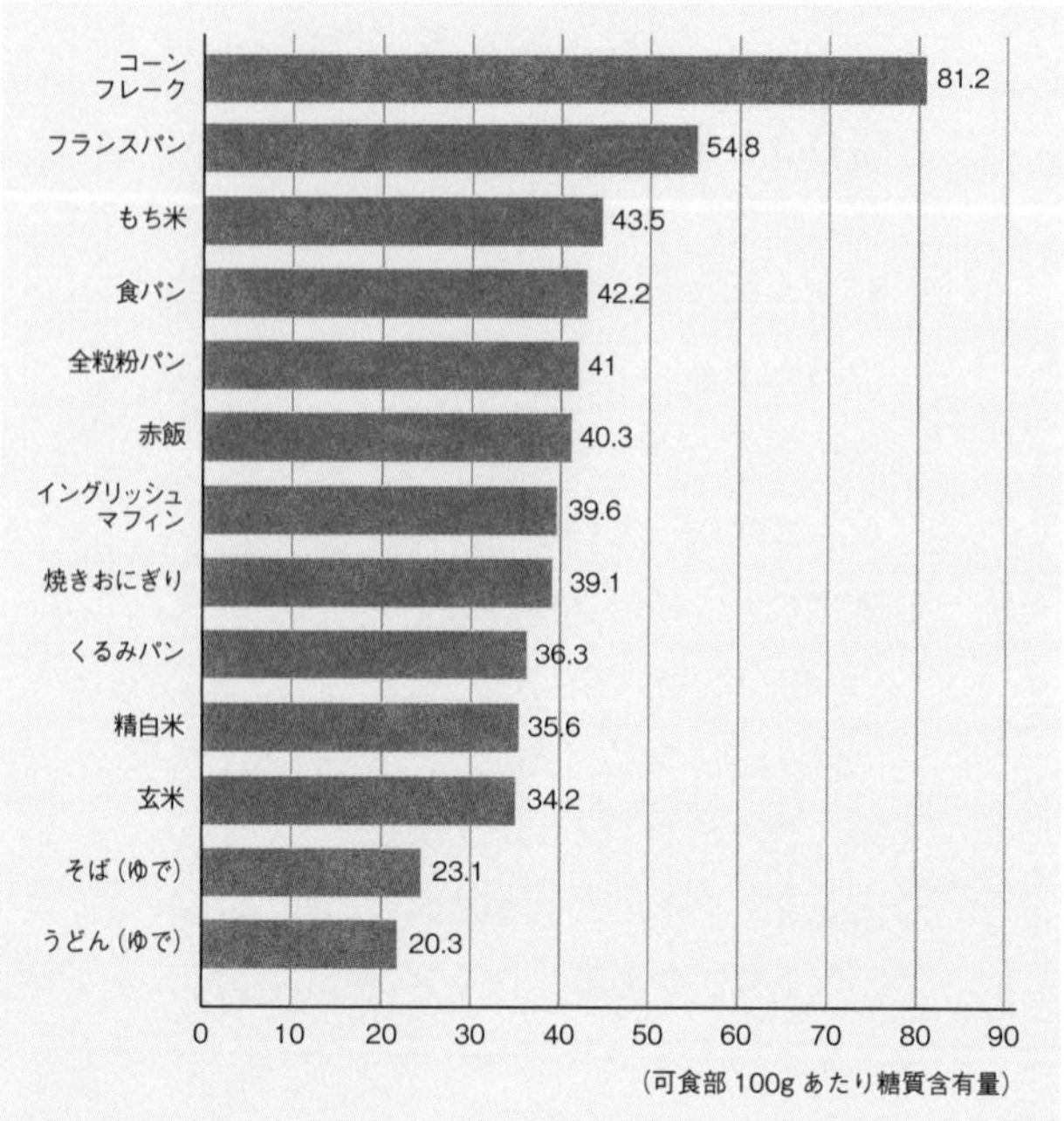

※本書章末コラムの糖質量はすべて「日本食品標準成分表（八訂）増補2023年」を参考に編集部にて作成したものです

第2章

肝臓の脂肪が落ちる生活習慣

●1～9の中から3つ選んでチャレンジしましょう

- □ 1. 食品の糖質量を意識する
- □ 2. 食前、食間にカカオ70%以上の高カカオチョコレートを食べる
- □ 3. ひと口30回かむ
- □ 4. 朝食は抜かない
- □ 5. 糖質の代わりにタンパク質の摂取を
- □ 6. 肉⇒野菜⇒主食の順で食べる
- □ 7. 低GI値食品で食後高血糖を抑制する
- □ 8. 就寝前には舌磨きをプラス
- □ 9. 大さじ1杯の酢で脂肪の燃焼を促す

→ 3、4章からも3つずつ選びます。選び方はP65をご覧ください

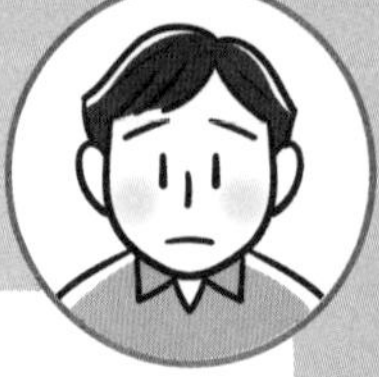

先生お勧めの生活習慣には、どう取り組めばよいですか？
毎日、全部やる必要があるのでしょうか？

苦手なものを無理にやる必要はありません。長く続けられそうなものをチョイスしてください

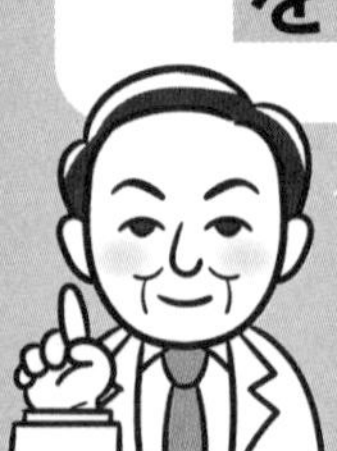

第2～4章から3つずつ、合計9項目にまずはチャレンジ!

第2章で「肝臓の脂肪が落ちる生活習慣」を9項目、第3章で「低脂肪体質に変わる生活習慣＋軽い運動」を5項目、第4章で「脂肪肝にならない嗜好品とのつき合い方」を5項目紹介しています。まずは**それぞれの章から3つずつ、計9項目にチャレンジ**してみてください。

例えば、蒸留酒をお勧めしていますが、体質的にウイスキーが飲めないという人が、無理に飲む必要はありません。また、くだものはお勧めしていませんが、絶対に食べてはいけないということではありません。極端にならないようにしましょう。長年の生活習慣が、短期間で一気に改善するわけがありません。選んだ項目からひとつかふたつ、続けられないものが出てもかまいません。**習慣改善は7割程度できれば、まずは合格ライン**です。

ダイエットが失敗するのはカロリー計算と高過ぎる目標のせい

カロリー計算と体重の目標設定は難しい

ダイエットの2大セオリー「摂取カロリーを減らす」「目標体重を設定する」。このふたつの目標設定は、私はあまりお勧めしません。

まず、「摂取カロリーを減らす」。減量というと、皆さん、カロリー計算が頭に浮かびがちですが、管理栄養士などの専門家でない一般の方がカロリー計算をすると、逆効果になってしまうことがあります。なぜかというと、私がお勧めしている肉や魚、卵や牛乳といったタンパク質や乳製品は、一般的にカロリーが高いからです。カロリー計算をして摂取量を減らそうとすると、これらの食品は高カロリーだからと、食べるのをやめたり減らしたりしてしまい、**からだに必要な栄養分が足りなくなってしまう**のです。そうなると、からだは飢餓状態となり食欲が高まって、リバウンドが起こりやすくなります。飢餓状態を我慢するのは、人間の生存本能に逆らうこととなり、不可能ですので、減量しようと思っていたのに逆に体重が増えてしまうことにもなりかねません。専門家に相談しないのであれば、カロリー計算はやめたほうがよいと私は考えています。

また、「1か月で3kg減量」といったような根拠のない目標体重の設定も、必要ありません。というのも、目標は、成果を出すのを焦るあまり、どうしても高く設定してしまいがちだからです。たった1か月では到底、達成できるはずもない目標を掲げ、案の定失敗し、ダイエットを続ける気力を失ってしまいます。たった1か月で挫折してしまうのは、方法が合っていないのではなく、目標が高過ぎるからです。そもそも落とすのは体重ではなく脂肪なので、数値の目標を立てるなら体脂肪率（量）に注目しましょう。

肝臓の脂肪が落ちる生活習慣.1

食品の糖質量を意識する

肝臓の脂肪を落とす際に注目しなければならないのは、 カロリーではなく糖質量です。

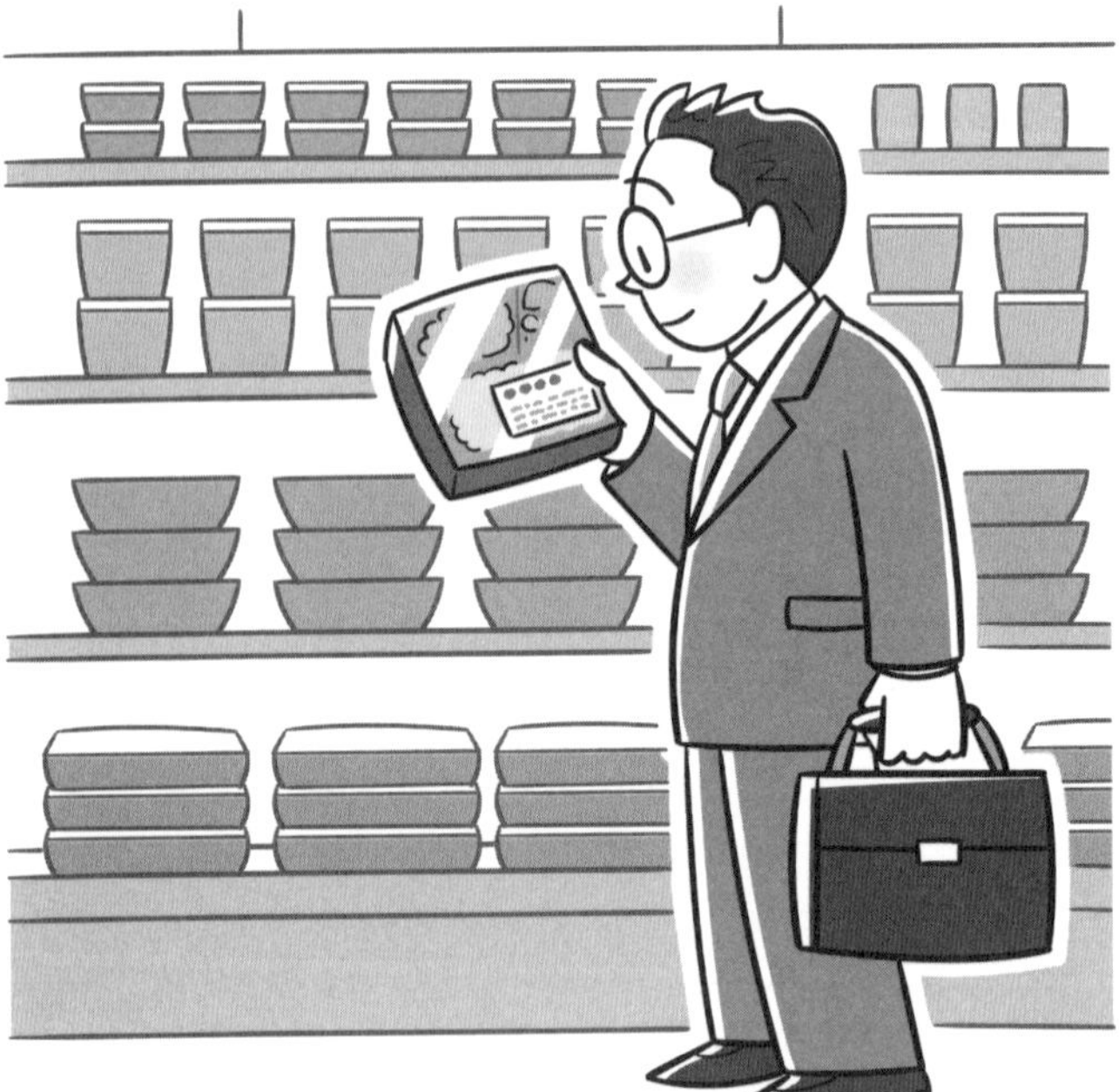

パッケージに記載されている
糖質量をチェック!

方法

ちょっとした工夫で糖質の総摂取量を減らす

　コンビニやスーパーでお弁当を買うときや、外食をするときなどは、カロリーではなく糖質量に注目してみてください。

　食品には栄養成分表示がついています。この表示の糖質量や炭水化物、タンパク質などの値を確認してから買うようにしましょう。主な食材や食品のだいたいの糖質量を覚えておくと、外食の際も安心です（各章末コラム参照）。

　ふだんの生活では、食パンを6枚切りから8枚切りに変えるとか、ごはんを1〜2割減らす、加工調味料は栄養成分表示を確認して糖質がより少ないものを購入するなどの、ほんのちょっとの工夫で、糖質の総摂取量を抑えることができます。

効果

減らし続ける必要も断つ必要もない

　血糖値は、食事内容でかんたんに上がったり下がったりするので、糖質を減らせば効果が出ます。1食の量を1〜2割減らせば、3、4日で数値が落ち着いてくるでしょう。そこから上げ過ぎないようコントロール。極端に減らす必要はありません。気長に続けてください。

脂肪肝の原因は「糖質のとり過ぎ」!?

お酒が原因ではない脂肪肝は果糖、ショ糖、デンプンなどの糖分のとり過ぎに注意

脂肪肝を改善するには、脂肪がつかない生活を送る必要があります。お酒の好きな方はドキッとするでしょうか。脂肪肝の改善というと、節酒や断酒が頭に浮かびやすいかもしれませんね。

ですが、習慣改善項目のトップバッターは、糖質摂取量の把握とコントロールです。これは、Ｐ43やＰ46でもお話ししましたが、近年、飲酒が原因ではない非アルコール性の脂肪肝が増えているからです。**この症状の原因のほとん**

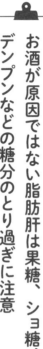

どは、実はお酒ではなく、糖質のとり過ぎによるものなのです。

お酒とのつき合い方については第4章で詳しくお話ししますが、ほどほどであれば飲んでも大丈夫。それよりも注意したいのは糖質です。お酒そのものに含まれる糖質やおつまみはもちろん、お酒を飲まない人のふだんの食事にも要注意です。くだもの、白砂糖、ごはん（精製米）、パン、麺類などを、「主食だから」「からだにいいから」などと思い込み、よかれと思ってとり過ぎてしまう人が、特に女性には大変たくさんいらっしゃいます。

では、なぜ、糖質をとり過ぎると、脂肪肝になりやすいのでしょうか。それは、P55で説明したとおり、肝臓のもつ3つの機能のうちの、代謝機能が深く関係しているからでした。この代謝機能のうち、糖質の代謝、つまり、糖代謝の能力を超えた量を摂取してしまうと、脂肪肝となってしまうのです。

ただし、糖質もまったく必要ないわけではありません。成人であれば、1日に200g（女性）～250g（男性）は摂取する必要があります。

糖質を多く含む意外な食べものとは？

糖質量を把握しよう
「一見、ヘルシー」という落とし穴

糖質摂取量を減らすためには、まずはどんな食べものに糖質が多く含まれているのか知ることから始めましょう。ヘルシーそうにみえても、実は糖質が多く含まれているという食べものも少なくありません。

糖質含有量の高い食品と聞いて、ごはんやパン、麺類、芋類などの主食、甘いお菓子といった食べものは、すぐに思い浮かぶでしょう。ですが、飲料なども、ものによっては糖質が多く含まれているため、注意が必要です。砂糖入り

●低カロリーでも高糖質！な食品（可食部100g中）

そばやバナナなど、カロリーが低いためにダイエット食品と認識されていたものの中にも、実は高糖質で、注意が必要なものがあります。

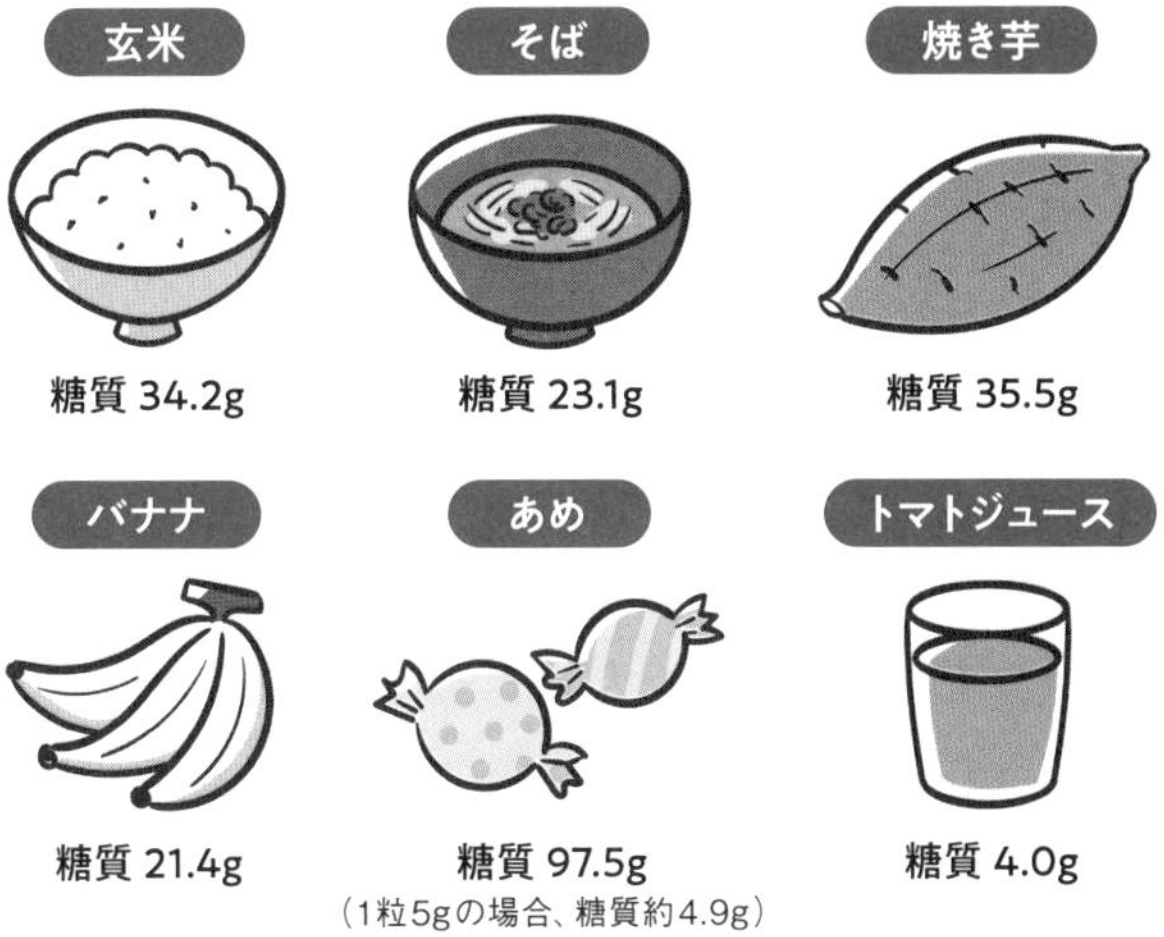

※「日本食品標準成分表（八訂）増補 2023年」をもとに編集部にて作成

の缶コーヒーやスポーツ飲料のほか、市販の野菜ジュースや乳酸菌飲料をいつも飲んでいるという人は糖質量を確認してください。

そのほか、意外に糖質を含んでいる隠れ高糖質食品には、そば、バナナなどがあります。また、特に女性に多いのですが、くだものはヘルシーだという思い込み。これは大間違いで、かなりの糖質（果糖）が含まれています（↓P152）。一見ヘルシーに思える春雨も、糖質量は100g中19g超と高糖質食品です。

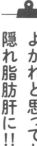

実は、果糖は脂肪になりやすい

よかれと思ってとっていると隠れ脂肪肝に!!

くだものは、「健康にいい」というイメージがあります。しかし、くだものには糖質の一種である果糖がふんだんに含まれています。果糖は、小腸に入ると分解などの過程を経ず、すぐに吸収されてしまいます。また、肝臓で代謝され、中性脂肪になります。くだものや野菜をジューサーにかけたスムージーなども健康にいいからと思って飲んでいると、実は結構な糖質を摂取していることになります。市販のフルーツジュースや野菜ジュースには、果糖のほかに甘

●糖質の種類と特徴

二糖類〜多糖類は体内で分解されて単糖になり、吸収されて血液に入るため、血糖値を上げます。果糖は血糖値は上げづらく、エネルギーとなりますが、使われなかったものは肝臓で代謝され、中性脂肪として蓄えられます。

糖類	単糖類	ブドウ糖、果糖、ガラクトースなど	糖質の最小単位=それ以上分解されない糖類
糖類	二糖類	ショ糖（スクロース）、麦芽糖（マルトース）、還元麦芽糖、乳糖（ラクトース）、トレハロースなど	単糖がふたつくっついたもの。ショ糖=ブドウ糖+単糖
多糖類		デンプン、セルロース、グリコーゲン、ペクチン、グルコマンナン、ガラクタンなど	単糖が10個ほどくっついたもの

味料が加えられていることも意識しましょう。

糖質は、単位の数で種類があり、最小単位は「単糖」。単糖がふたつつながったものを「二糖類」、3〜10ほどつながったものを「オリゴ糖」、それ以上を「多糖類」といいます。**果糖は単糖類**で、単糖類は吸収が速いのが特徴です。

季節のくだものを食べるのは悪いことではないものの、いいことばかりではありません。食べるなら、すぐに吸収されてエネルギーになる朝食に少しプラスしましょう。

1日200~250gの糖質コントロールで脂肪肝を予防

血糖値の上昇をふせぎ中性脂肪を落とす

肝臓に蓄積された脂肪（中性脂肪）を減らすには、脂肪のもとである糖質の摂取量を減らすことが必要です。しかし、減らすといっても、まったくとらなくていいというわけではありません。極端な糖質制限は低栄養性脂肪肝を引き起こす要因となることがあり、逆効果になってしまうからです（↓P50）。

そこでお勧めしているのが、糖質摂取量をちょっとだけ減らす「ゆるい糖質オフ」です。**糖の摂取を少しだけ減らせば食後血糖値の上昇を抑えられ、イン**

●糖質を減らすとこんな効果が得られる

1回の食事で食べるごはんの量を1～2割少なくすれば、脂肪が減り、かつ、たまりにくくなります。

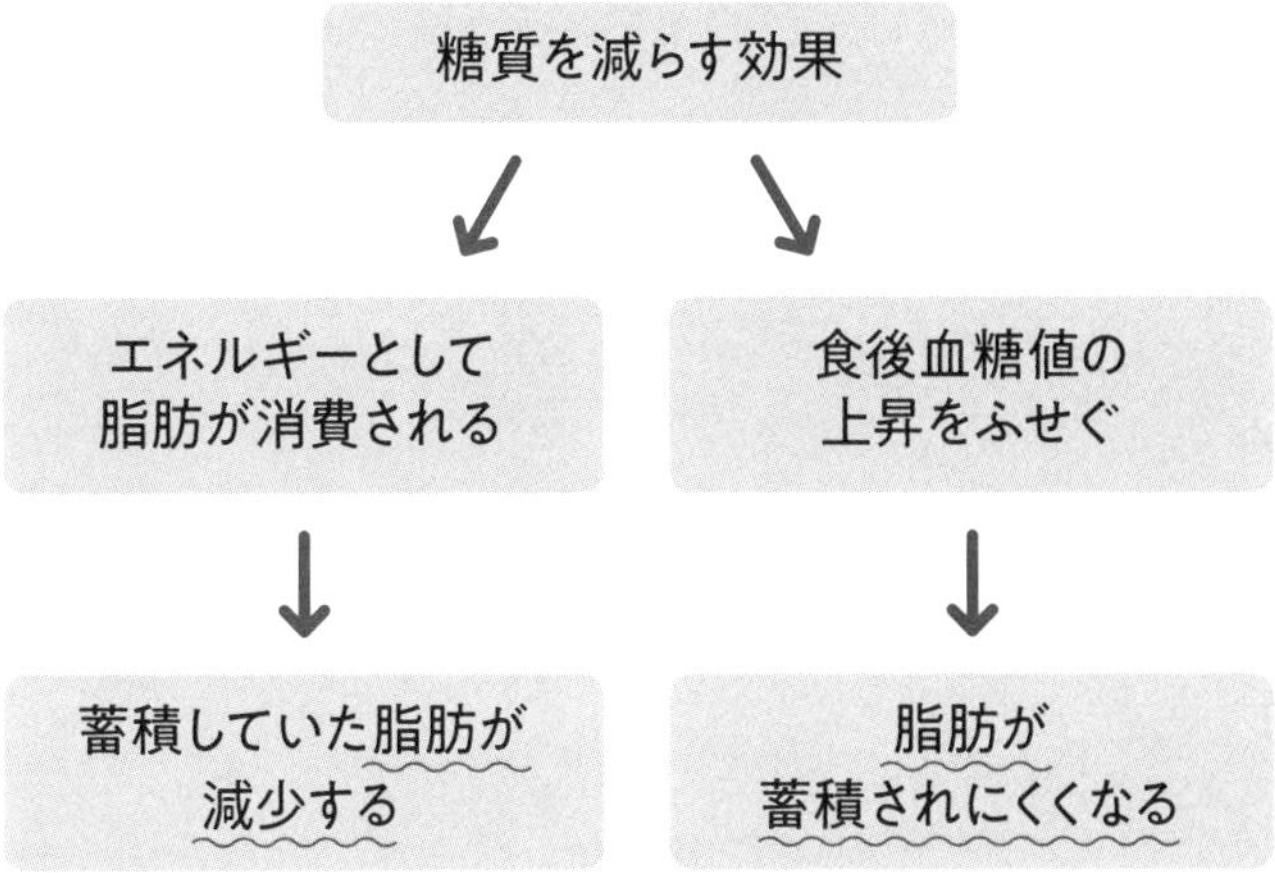
糖質を減らす効果
エネルギーとして
脂肪が消費される
食後血糖値の
上昇をふせぐ
蓄積していた脂肪が
減少する
脂肪が
蓄積されにくくなる

スリンの分泌が減るため、脂肪の蓄積をふせぐことができるのです。

ゆるい糖質オフはとてもかんたん。いつもの食事量から1～2割減らせばいいだけです。ごはん茶碗なら六～七分盛りをこころがければ、毎食、ごはん（白米）を食べても大丈夫です。

理想の糖質摂取量は男性で250g、女性で200gです。1日3食、規則正しく食べることで血糖値の急な上昇をふせぎ、プラスゆるい糖質オフで、中性脂肪を減らすことができます。

NG

ただし、度を越した〝断糖〟は逆効果！

炭水化物は色のついたものを選ぼう！

私たちが主食とする米やパン、麺などの炭水化物。これらの炭水化物は、食物繊維と糖質から成ります。近年、ダイエット方法として糖質制限が注目を集めているため、「炭水化物は太るから控えている」という人も少なくないと思います。私も繰り返し「ごはんを減らしましょう」とお願いしてきました。しかし、気にし過ぎてすべての糖を断ってしまう〝断糖〟は、度を越しています。**糖質は、人間にとってなくてはならない栄養素でもあるのです。**

繰り返しになりますが、糖質は「1〜2割減」を目標にしましょう。しかし、中には量を「減らす」とか「控える」のはかえって難しい、という人もいるかもしれません。そういう人は、全粒穀物を選ぶことをお勧めします。

全粒穀物とは、玄米や大麦、全粒粉（小麦の粒を丸ごと挽いた粉）やライ麦、オーツ麦（加工したものがオートミール）など、**胚芽や胚乳、外皮がとり除かれていない、つまり精製されていない穀物**のことです。全粒穀物をよく食べている人は、糖尿病や心臓病による死亡リスクが低下するという報告がされています。全粒穀物には食物繊維やビタミン、ミネラルなどが豊富に含まれているため、糖などの吸収をゆるやかにして血糖値が急上昇するのを抑えたり血液中のコレステロールを下げたりするはたらきがあるのです。

少々食べにくいと感じる人もいるかもしれませんが、最近ではさまざまな種類の商品が販売されているので、自分の好みに合ったものを選ぶこともできるはず。昔から「色のついたものはからだにいい」といいますが、全粒穀物も色のついた炭水化物。健康への効果が期待されています。

肝臓の脂肪が落ちる生活習慣.2

食前、食間にカカオ70%以上の高カカオチョコレートを食べる

食後の血糖値の上昇をゆるやかにする食品として、高カカオチョコレートが注目されています。

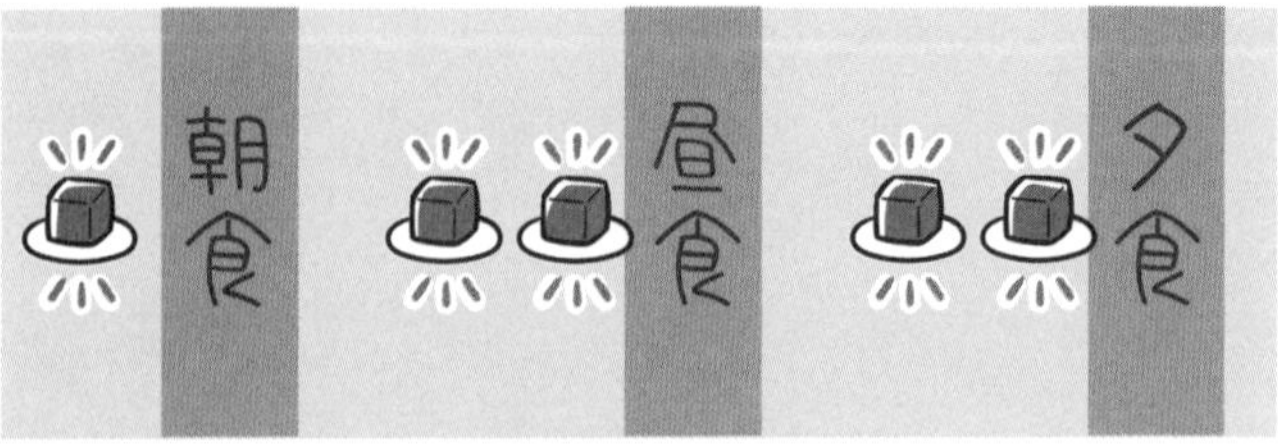

食前と食間に5g ずつ、
1日 25g 摂取しましょう。

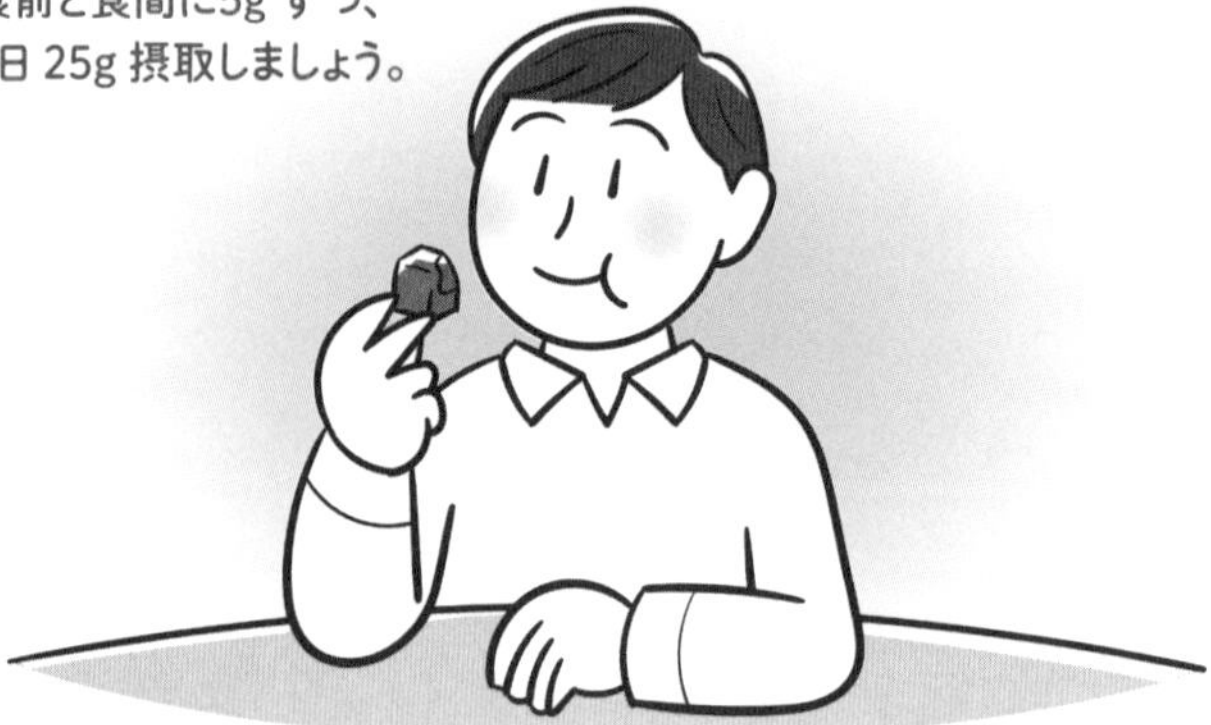

方法

1日5回、5gずつをちょこちょこ摂取する

高カカオチョコレートとは、カカオ成分が70％以上含まれているチョコレートのこと。主な原料であるカカオにはポリフェノールが含まれており、このポリフェノールには血糖値の上昇を抑えるはたらきがあるのです。高カカオチョコレートのポリフェノールは、含有量が多いといわれる赤ワインの5倍ともいわれています。

高カカオチョコレートは、1日5回、食前と食間に5gずつ食べるだけで健康効果が期待できます。朝食前、朝食と昼食のあいだ、昼食の前、昼食と夕食のあいだ、夕食の前の5回です。ちょこちょこ分けて食べるのは、ポリフェノールの持続時間が短いためです。

効果

糖の吸収をゆるやかにし中性脂肪の増加を抑制する

カカオには食物繊維も豊富に含まれているため、糖質よりも先に食べることで糖の吸収をゆるやかにする効果があります。高カカオチョコレートは、血糖値の急上昇を抑え、脂肪のもととなる中性脂肪の増加を抑制することができるという、内臓脂肪を減らすのに有効な食べものなのです。

高カカオチョコレートの意外な健康効果とは

血糖値のほか血圧の低下やインスリン抵抗性にも改善が期待できる

さて、カカオに含まれるカカオポリフェノールの血糖値抑制効果について詳しくみていきましょう。イタリアで行われた研究から**カカオポリフェノールに含まれる食物繊維のはたらきに、食後血糖値の急上昇（血糖値スパイク****→P98****）を抑える効果があること**が発表されたのです。

対象となったのは、26歳から41歳の健康な成人15人（男性7人、女性8人）で、ホワイトチョコレートを摂取する群と高カカオチョコレートを摂取する群のふ

●高カカオチョコレート摂取後の血糖値とインスリン濃度の変化

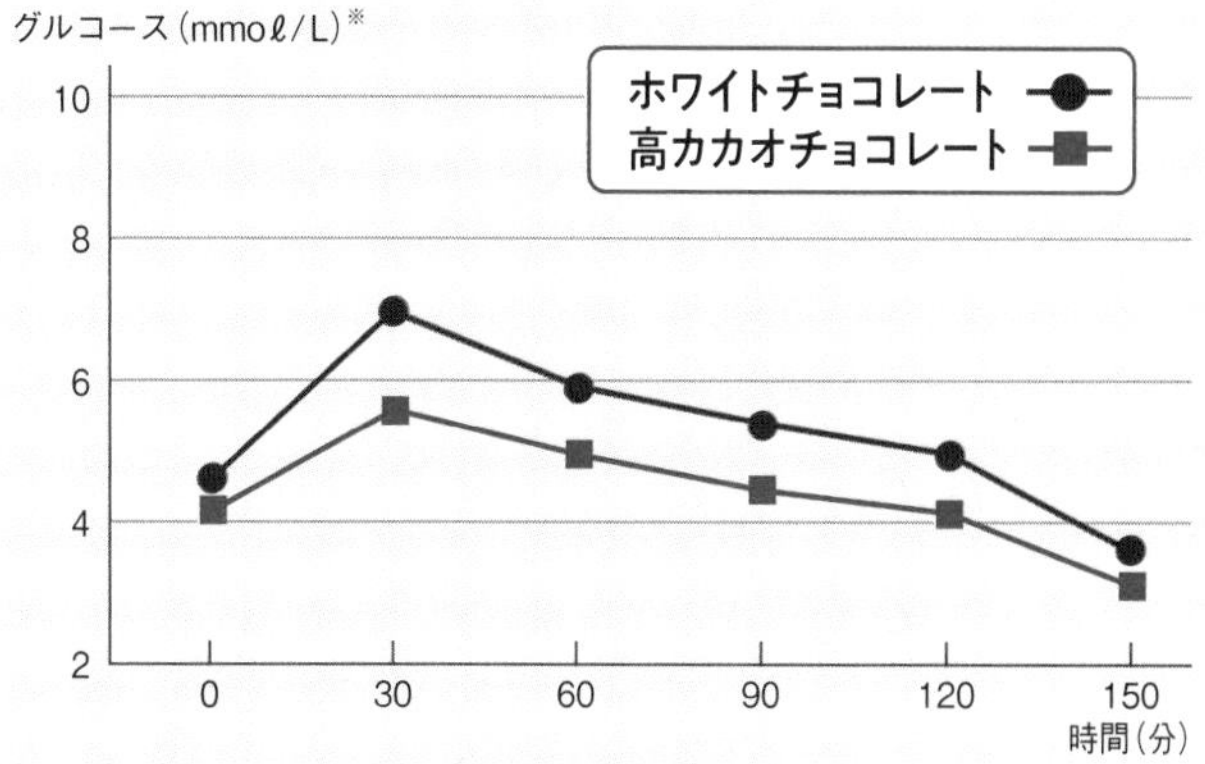

※ mmoℓ/L= ミリモル / リットル。1mmoℓ/L=18mg/dLなので、
2mmoℓ=36mg/dLと換算できる。

イタリアのサンサウレバトレ病院のグラッシー医師による2005年の研究結果をもとに編集部にて作成。「The American Journal of Clinical Nutrition」発表。

たつのグループに分けて研究が行われました。対象期間は15日間で、ホワイトチョコレートを食べた群と比べて、高カカオチョコレートを食べた群における血糖値が有意に低下していたことが明らかになりました。

実は、高カカオチョコレートの効果はこれだけに限りません。さらに、血糖値の低下だけでなく、インスリン抵抗性（→P101）も改善したことがわかりました。また、血圧を下げる効果があることも報告されています。

肝臓の脂肪が落ちる生活習慣.3

ひと口30回かむ

早食いは、 肥満や脂肪肝の原因になるほか、 糖質が急激に吸収されるため糖尿病の原因にもなります。

ひと口食べたら箸を置いて 30 回はかむ。これを習慣にすれば早食いが抑えられます。

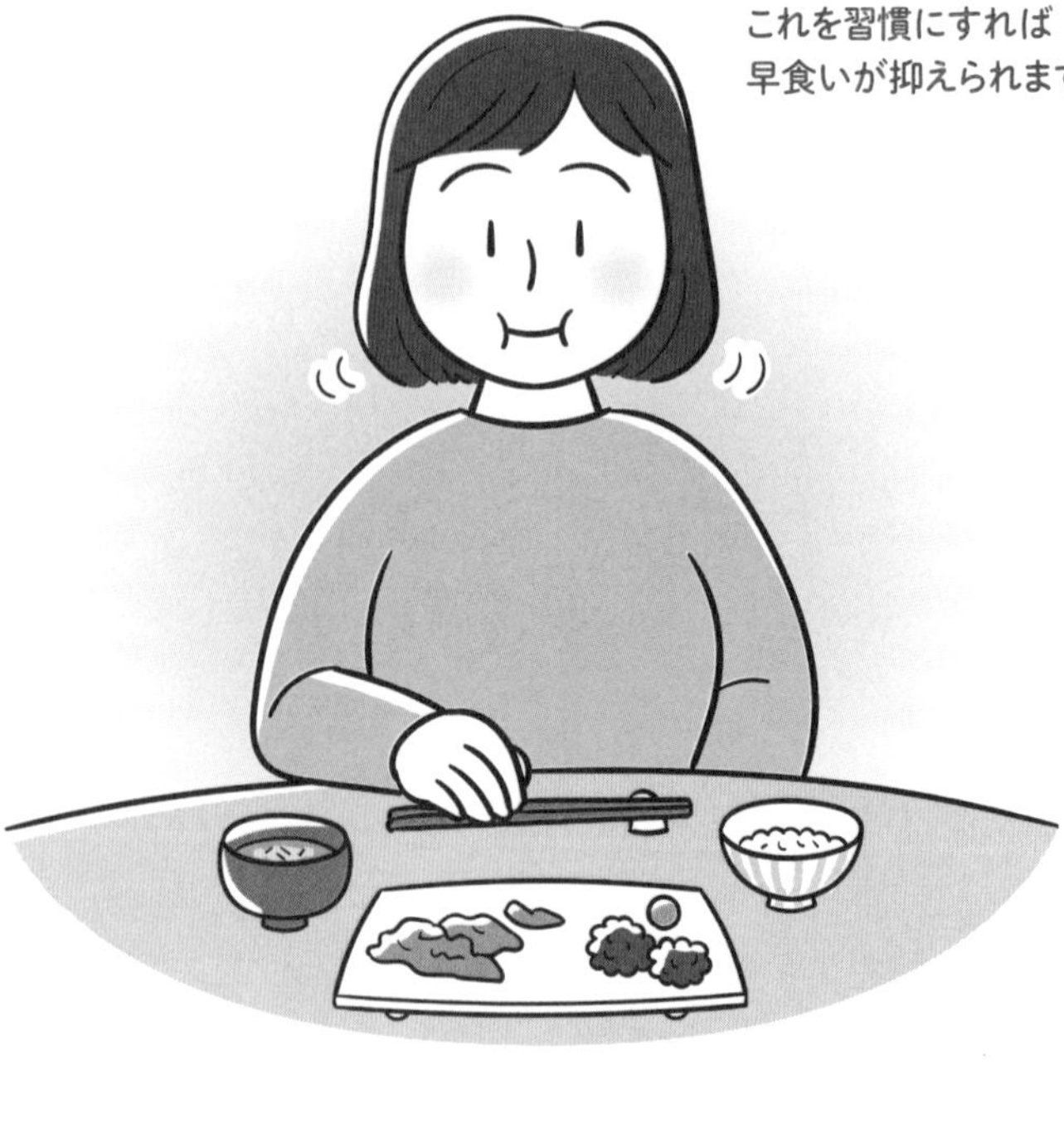

方法

時間をかけて食事を楽しもう

時間に追われる現代社会においては、食事をゆっくり楽しむことも忘れがちになってしまいます。特に日本人は、欧米人と比べて食事にかける時間が短く、早食い傾向にあります。しかし、早食いにはさまざまなリスクが伴うので注意が必要です。

早食いをふせぐには、食事にかける時間を決めることから始めてみましょう。目安は朝食に20分、昼食に25分、夕食に30分。最低でもこのくらいの時間をかけるのが理想です。そして、時間をかけるためにもひと口30回はかむようにしましょう。まずはふだんより10回多くかんでみることから始めるといいかもしれません。

効果

満腹中枢を刺激するレプチンをはたらかせる

食事を摂取してから約20分後、脂肪細胞から食欲を抑制するレプチンというホルモンが分泌されます。ですが、レプチンがはたらく前に食べ終わってしまうと、満腹を感じられず、過食に。たくさんかんでゆっくり食べるのは、レプチンをはたらかせるためなのです。

肝臓の脂肪が落ちる生活習慣.4

朝食は抜かない

脂肪を余らせない食べ方の基本は、1日3食、栄養バランスのよい食事をきちんととることです。

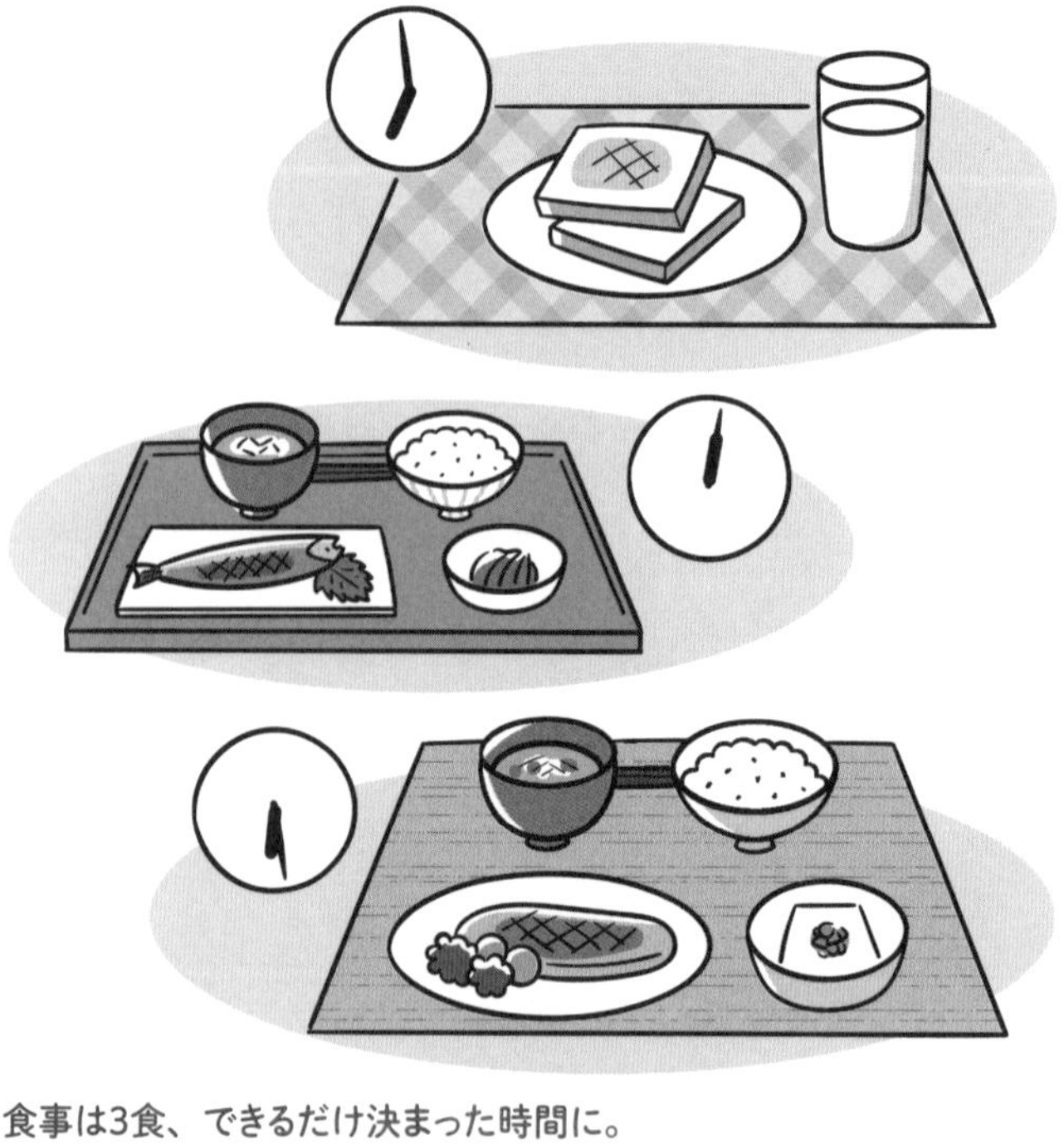

食事は3食、できるだけ決まった時間に。
食欲がなくても、特に朝食を抜くのはNGです。

方法

少しでいいからきちんと食べることが大切

朝は1日の始まり。寝起きのからだはエネルギーが切れた状態です。時間がない中でも工夫して、小さめのおにぎりやパンをかじるなど、糖質を少しとることをこころがけてください。

いっぽう、1日の終わりとなる夕食の時間も重要です。遅くても19時までには食べ終わるようにしましょう。というのも、22時から翌2時までのあいだはタンパク質が増加する時間帯だからです。また、同時に、成長ホルモンが分泌される時間帯でもあります。成長ホルモンには、代謝を促し、脂肪を燃焼させるはたらきがありますが、胃が活動していると分泌されにくくなってしまうのです。

効果

朝食を抜くとやせにくくなる

朝食を抜くなど次の食事までの間隔が長いと、食後血糖値が急上昇し、脂肪の蓄積につながります。体脂肪が増えるとインスリン（→P100）のはたらきが悪くなり、血糖値のコントロールが難しくなります。

食事の回数を減らせばやせると考えるのは間違いです。

肝臓の脂肪が落ちる生活習慣.5

糖質の代わりにタンパク質の摂取を

脂肪燃焼するのに使われる筋肉の材料となるタンパク質を多く摂取しましょう。

● タンパク質摂取量の目安

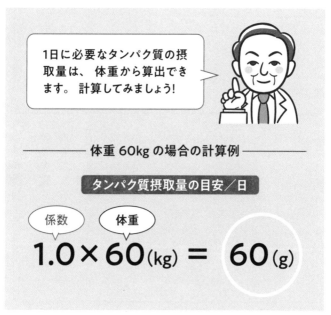

1日に必要なタンパク質の摂取量は、 体重から算出できます。 計算してみましょう!

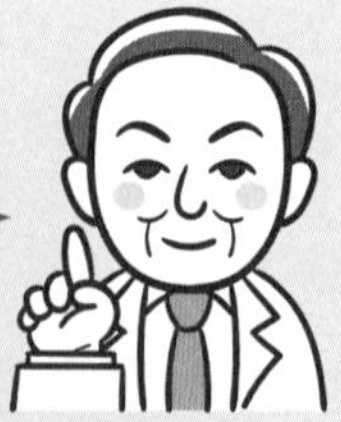

体重 60kg の場合の計算例

タンパク質摂取量の目安／日

係数　体重

1.0 × 60(kg) ＝ 60(g)

方法

動物性タンパク質を積極的にとる

これまで糖質の制限についてお伝えしてきましたが、糖質を減らした分、代わりの栄養素を補わなければなりません。お勧めはタンパク質。特に動物性タンパク質は、植物性タンパク質と比べて吸収されやすいという特徴があります。肉や魚、卵などを積極的にとるようにしましょう。コレステロールの観点から「卵はよくないのでは?」と思われるかも知れませんが、卵の摂取と体内のコレステロール値の変化には関係がありません。1日に2～3個食べても大丈夫です。

タンパク質の摂取量は、「1×体重」で算出し、gに換算します。体重60kgなら「1×60（kg）＝60g」が目安です。

効果

タンパク質は筋肉を増やし脂肪を減らす

肉や魚、卵などの特に動物性のタンパク質をしっかりとることで、血液中のアルブミン（↓P190）を増やすことができます。アルブミンは肝臓でつくられるタンパク質で、筋肉量を増やすはたらきがあります。筋肉が増えれば脂肪は減るため、一石二鳥です。

糖質の摂取量を減らした分は動物性タンパク質で補う

タンパク質は脂肪を燃やす焼却炉

糖質の摂取量を減らしたら、その分を必ずほかのもので補う必要があります。お勧めは、タンパク質で補うこと。タンパク質は、脂肪を燃やすための、いわば焼却炉。**タンパク質が足りないと、脂肪を体内で燃やすことができなくなります。**

また、タンパク質の中でも動物性タンパク質（肉や魚、卵）は、アルブミン（↓P190）を増やします。アルブミンとは、肝臓でつくられるタンパク質のひ

●タンパク質含有量のグラフ

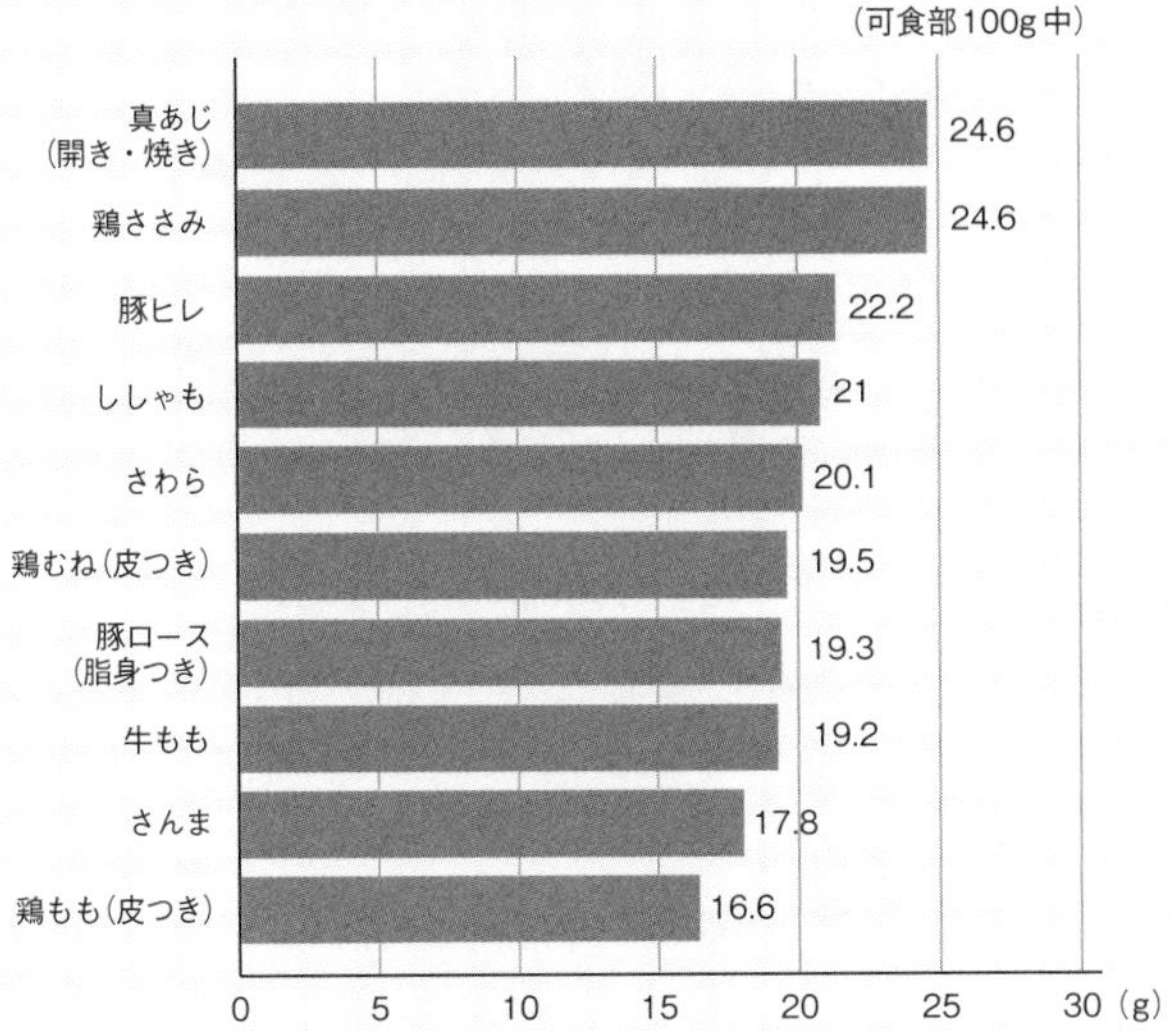

「日本食品標準成分表(八訂) 増補 2023 年」をもとに編集部にて作成。

タンパク質含有量が多いのは、肉や魚です。積極的にとりましょう。例えば糖質を2割減らしたら、タンパク質を2割増やしてバランスをとるとよいでしょう。

とつで、筋肉の材料となるほか、さまざまな栄養素を運搬するはたらきがあります。つまり、アルブミン値が十分であれば、髪やツメなど、からだの末端まで栄養が行き届き、かつ筋肉量もアップするということ。**筋肉量が上がれば代謝も上がります。**

また、食事量をやみくもに減らしてしまうと、P50で説明した「低栄養性脂肪肝」を招きかねません。糖質を減らしたら、減らしっぱなしでなく、必ずタンパク質で量を補うようにしましょう。

肝臓の脂肪が落ちる生活習慣.6

肉⇒野菜⇒主食の順で食べる

脂肪肝を改善するためのカギを握っているのが食べる順番です。 主食は最後に食べるのがポイント。

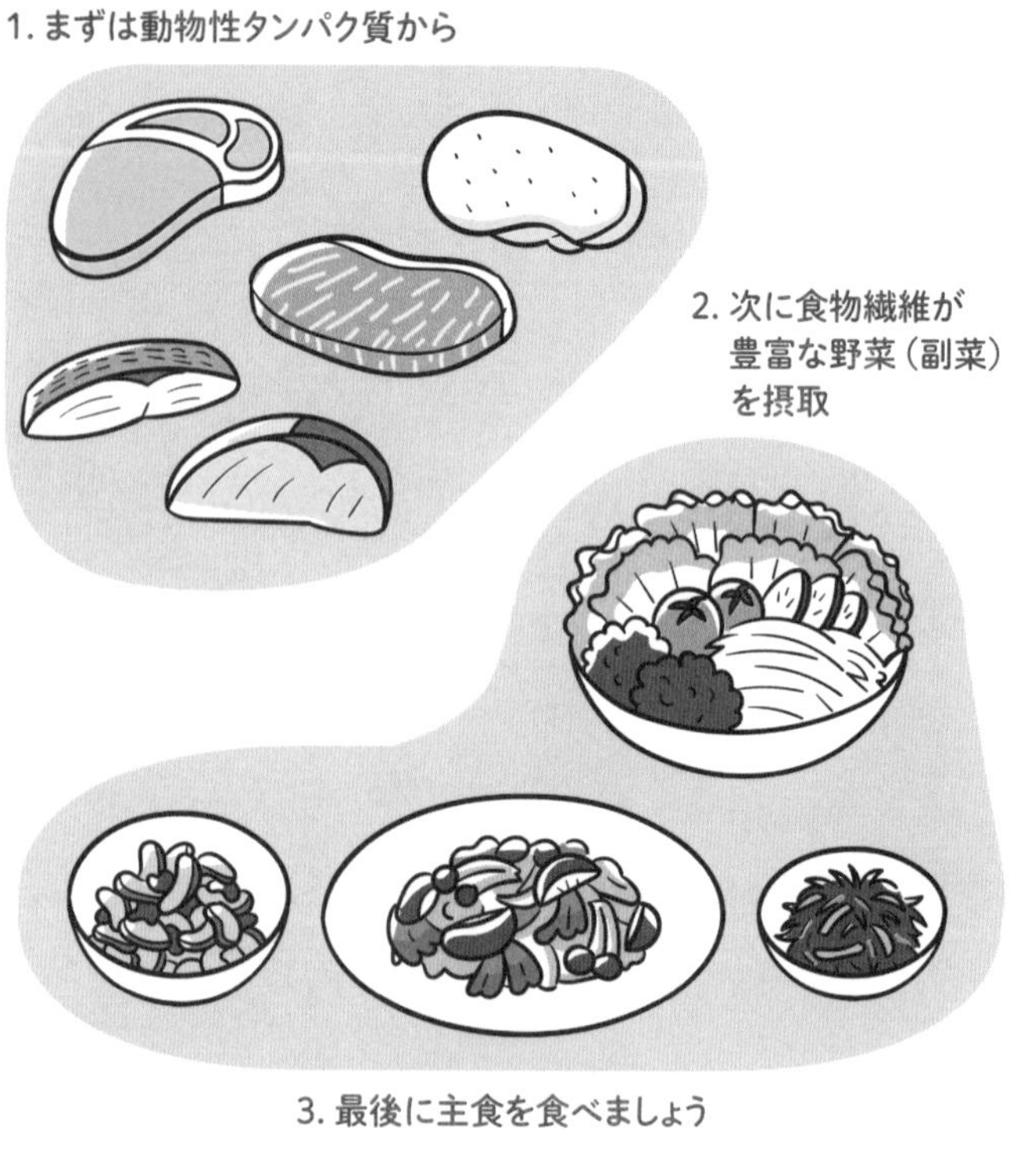
1. まずは動物性タンパク質から
2. 次に食物繊維が
豊富な野菜（副菜）
を摂取
3. 最後に主食を食べましょう

方法

脂肪燃焼に必要な筋肉の材料から食べる

かつてお行儀がいいとされた「三角食べ」や野菜から食べる「ベジファースト」ではなく、私は「タンパク質から食べる」ことを勧めています。

タンパク質は筋肉の材料で、脂肪を燃やす焼却炉のはたらきを担っています。つまり、タンパク質が足りなければ脂肪が燃やせないのです。

かつては野菜から食べるのがいいとされていましたが、野菜は食物繊維ですので、おなかが膨らみます。ごはんは炭水化物ですので血糖値を上げてしまいますし、やはりおなかも膨れます。最初にタンパク質を勧めるのは、おなかが膨れる前に必要十分な量のタンパク質をとってほしいからです。

効果

主食にたどり着く前に時間をかける

野菜や海藻類などの食物繊維は、消化にも吸収にも時間がかかり、血糖値の上昇がゆるやかになります。そのため、血糖値をコントロールしたい人は、食物繊維を最初にひと口ふた口食べてもOK。おなかも落ち着くので、ゆるい糖質オフにもつながります。

糖の吸収をゆるやかにするオリーブオイルを活用しよう

ふだんの食事でオリーブオイルを積極的にとる

脂質に関しては、特に制限する必要はありませんが、嫌いでなければオリーブオイルを使うことをお勧めしています。というのは、**オリーブオイルには糖の吸収をゆるやかにする効果があるからです。**オレイン酸がその役割を担っており、糖質を摂取しても食後の血糖値の上昇を抑えてくれます。加えてLDLコレステロール（悪玉。↓P198）を減少させ、脂肪の蓄積をふせぎます。

アイルランドで行われた研究においてインスリン（↓P100）の効果が低

●オリーブオイルの主なはたらき

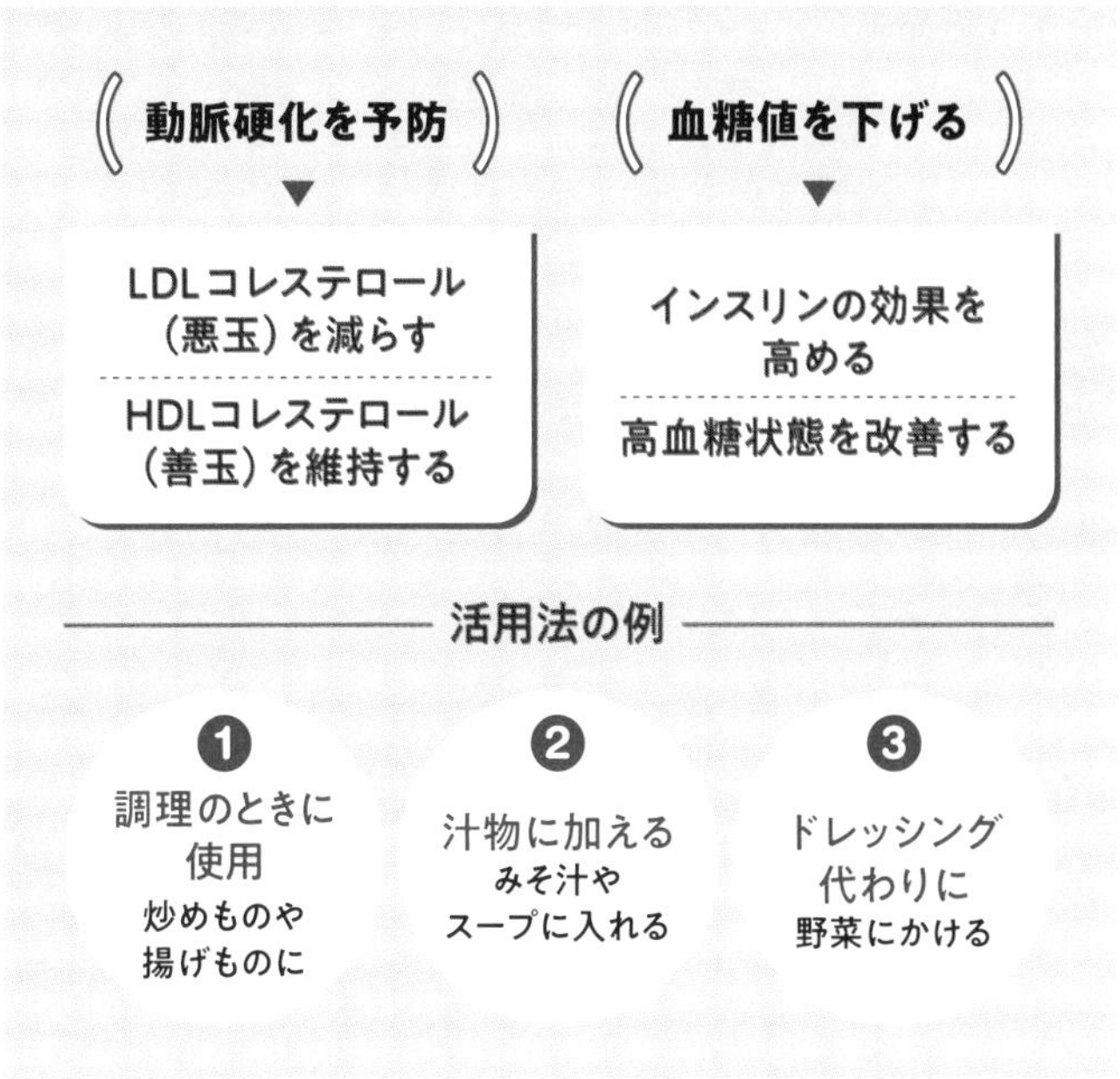
動脈硬化を予防
LDLコレステロール（悪玉）を減らす
HDLコレステロール（善玉）を維持する
血糖値を下げる
インスリンの効果を高める
高血糖状態を改善する
活用法の例
1 調理のときに使用
炒めものや揚げものに
2 汁物に加える
みそ汁やスープに入れる
3 ドレッシング代わりに
野菜にかける

い患者11名を対象にオレイン酸が多く含まれる食事を2か月間続けてもらったところ、ほかの種類の油を使用した場合と比べて有意にインスリンの効果が得られたことが報告されています。

　オリーブオイルは、炒めものや揚げものに使用したりドレッシングの代わりに野菜にかけたり、みそ汁に入れたりなど、使い方はさまざま。摂取量の目安は、1食大さじ2杯程度。日常にうまく活用することで、血糖値の急上昇や動脈硬化などをふせぎましょう。

肝臓の脂肪が落ちる生活習慣.7

低GI値食品で食後高血糖を抑制する

低GI値食品は、食後血糖値の上昇を抑える食事として注目されています。

●だいたいのGI値を把握しておこう

食材、食品は、なるべくGI値が低めのものを選ぶようにしましょう。GI値55以下が低GI値食品です。野菜はじゃがいもやかぼちゃ、にんじん、すいかなどが高いほかは、おおむね低GI値。肉や魚も低GI値とされています。一方、炭水化物は、おしなべて高い値となります。

低GI値 55以下	中GI値 56〜69	高GI値 70以上
●大豆 ●豆乳 ●牛乳 など	●はちみつ ●さつまいも ●かぼちゃ ●玄米 など	●白ごはん ●全粒粉パン ●じゃがいも ●せんべい など

アメリカ糖尿病学会「International Tables of Glycemic Index and Glycemic Load Values: 2008」をもとに編集部にて作成。

方法

食べ方次第で血糖値はコントロール可能

GIというのはGlycemic Index（グリセミック・インデックス）のこと。食品に含まれている糖質の吸収度合いを示したものです。

GI値の低い食品を利用して料理をしたり外食時にも低GI値の食品が使われているか意識したりすることで、食後血糖値の急激な上昇を抑えることができます。

パンやじゃがいも、にんじんなどは、特にGI値が高いので注意が必要です。また、併せて、食べる順番（→P92）にも気をつけると、さらに血糖値の急上昇を抑える効果が高まります。血糖値の上昇は大量のインスリンを分泌させ、脂肪の合成を促します。

効果

食事はゆっくり適量がベスト

血糖値が急激に上昇すると、脂肪の合成を促すインスリンが大量に分泌され、内臓脂肪や脂肪肝の原因にも。ゆっくりと時間をかけて食べることが、効果的に脂肪を落とす秘けつです。また、早食いは、インスリンを分泌しているすい臓にも負担をかけます。

空腹時血糖より血糖値スパイクが怖い

健康診断の空腹時血糖の数値には表れない「血糖値スパイク」

血糖値は一定ではなく、1日の中で食事などによって変動するものですが、健康な人のそれはゆるやかです。食べものを摂取しても、インスリンが十分にはたらいているため、血糖値が140mg／dLを超えることはありません。しかし、インスリンが十分に機能していない人では140mg／dLを超えることがあります。このような、**食後血糖値が一時的に急上昇する状態を、血糖値スパイクといいます。**

次のページで詳しく説明しますが、インスリンは別名「肥満ホルモン」とも呼ばれています。インスリンは、多過ぎる血糖を筋肉細胞にとり込むことで、血糖値を下げようとします。ところがこのインスリン、筋肉にとり込んだブドウ糖を、中性脂肪に変えてしまうのです。とっても嫌な別名の由来は、このはたらきによるもの。**血糖値スパイクが脂肪肝の原因となるのは、血糖値を下げようとしてインスリンを大量に出すから**なのです。

また「スパイク（尖った）」の語源でもある値の乱高下自体も問題です。血糖値が急上昇すると下降するスピードも速くなり、集中力の低下やイライラ状態を招きやすくなります。その状態を避けるため、今度は血糖値を上げたくなって甘いものがほしくなる。血糖値がこれだけ上がったり下がったりしていては、血管も傷つきやすくなり、動脈硬化の原因にもなります。

血糖値を急激に上げる「血糖値スパイク」の原因は、糖質のとり過ぎです。糖質のとり過ぎが、糖尿病だけでなく非アルコール性の脂肪肝や動脈硬化の原因にもなるのは、こういうわけなのです。

血糖値をコントロールするインスリンとは

インスリンがはたらかなくなるとからだじゅうに糖があふれ出す

ここで、すい臓から分泌されるインスリンのはたらきについて、一度整理しておきましょう。

食事をとると、からだの中にとり込まれた栄養素の一部は糖となります。糖は小腸から吸収された後、残りは血液の中に放出されます。血液によって全身のあちこちに運ばれた糖は、からだの各細胞にとり込まれることではじめてエネルギー源としての役割を果たすことになりますが、**糖が細胞の中にとり込**

まれる際に必要となるのがインスリンです。そして、このインスリンのはたらきによって、血糖値は一定の量にコントロールされているのです。

インスリンは、すい臓のランゲルハンス島にあるβ細胞というところでつくられます。食事をとって血糖の量が増えると、このβ細胞がすぐに血糖が増加したことをキャッチして、インスリンを分泌します。そして、血糖が全身の臓器に運ばれると、インスリンによって糖が細胞内にとり込まれ、エネルギー源として活用されたり蓄えられたりするのです。

このように、食後に体内にとり入れられた糖は、インスリンによって処理されることで一定の量に保たれています。しかし、**加齢や肥満などが原因で、インスリンの量が不足したり、分泌されたとしても十分に機能しなかったりすると、血液中の糖が一定量を超えてしまいます（インスリン抵抗性）**。

このような理由で、血液中の糖の量が常に多くなった状態が糖尿病です。糖尿病が食事や飲酒、運動などの生活習慣が引き起こす病だというのは、糖と密接にかかわっていることからもわかります。

肝臓の脂肪が落ちる生活習慣.8

就寝前には舌磨きをプラス

歯磨きだけでは不十分です。 舌磨きをプラスして、口の中を清潔に保ちましょう。

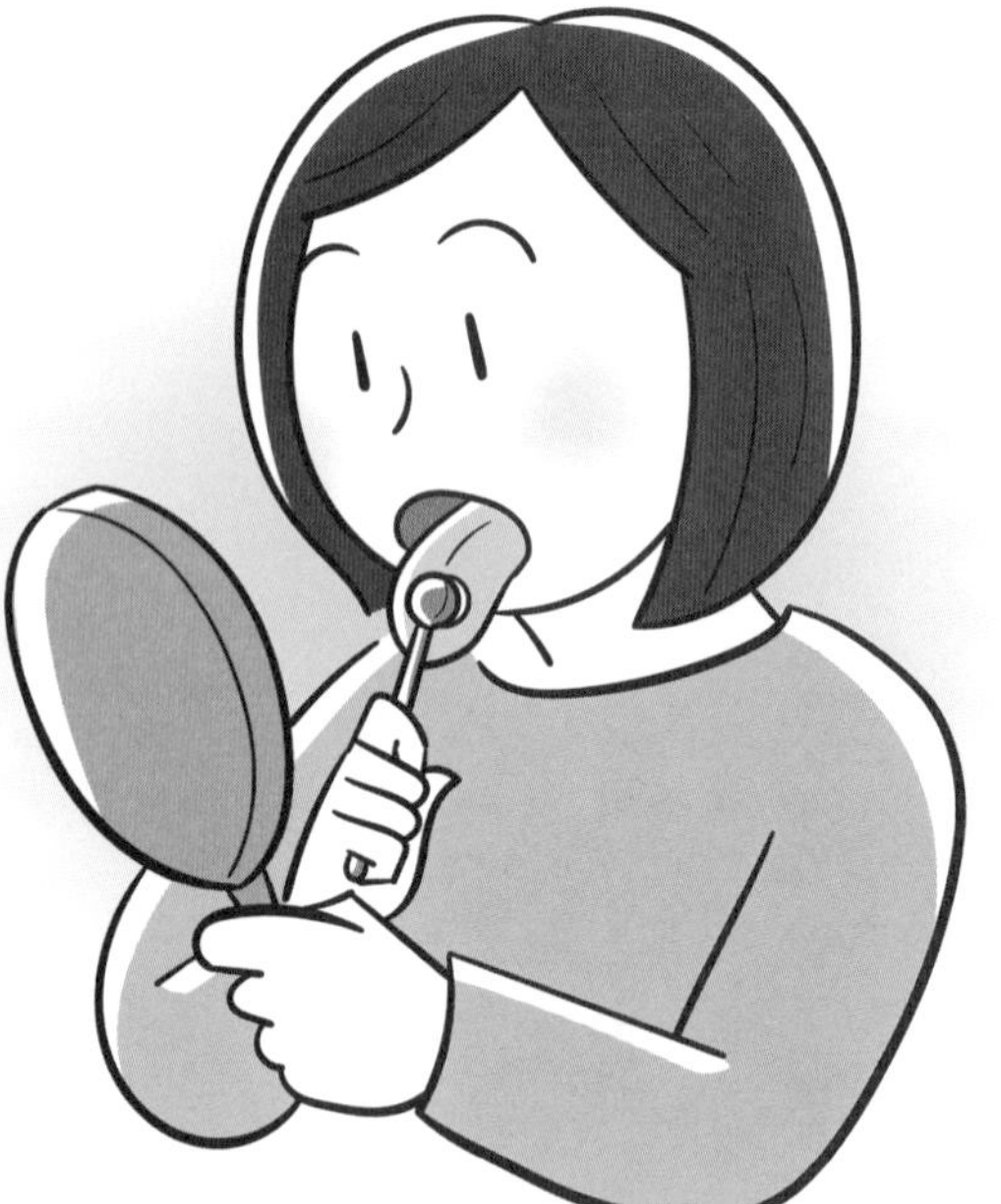

方法

舌磨きを就寝前の習慣にプラス

舌の表面には凹凸があり、その凹凸に食べもののカスのほか微生物が付着して細菌が繁殖します。舌の表面が白くなっていたら、それは増えた細菌の塊である舌苔《ぜったい》と呼ばれるもの。この舌苔は舌磨きで簡単にとることができます。

ポイントは、舌磨き専用のブラシを使うこと。歯ブラシで行うと舌を傷つける原因となります。毛先はやわらかいもの、舌の表面にフィットするものを選びましょう。舌の奥から手前側へ優しく引くように、左右と中央をそれぞれ10回程度ずつ軽くこすります。歯周病菌は就寝中に繁殖しますので、寝る前に行うのがもっとも効果的です。

効果

舌磨きで歯周病を予防　唾液量、口臭も改善

舌を磨くことで、口の中を清潔に保つことができます。その結果、歯周病（→P106）の予防になり、唾液の分泌量が安定し、口臭も解消します。ですが、これらがなぜ、脂肪を落とすことにつながるのでしょうか。次のページから、ひとつずつ説明していきます。

口腔内の衛生状態は健康のバロメーター

口の中の衛生を司るのは唾液の分泌量だった

口の中の衛生状態と健康は密接にかかわっていることが、さまざまな研究から報告されています。それもそのはず、口は体内への入り口。その入り口が細菌まみれだったとしたら、入り口を通ってくる食べものや飲みものに付着してとり込まれ、体内を駆け巡ることは想像に難くありません。

全身状態に反映される口腔内を清潔に保つことはとても重要で、そのためのひとつのカギとなるのが唾液の分泌です。唾液は細菌の繁殖を抑えるはたらき

●唾液のはたらき

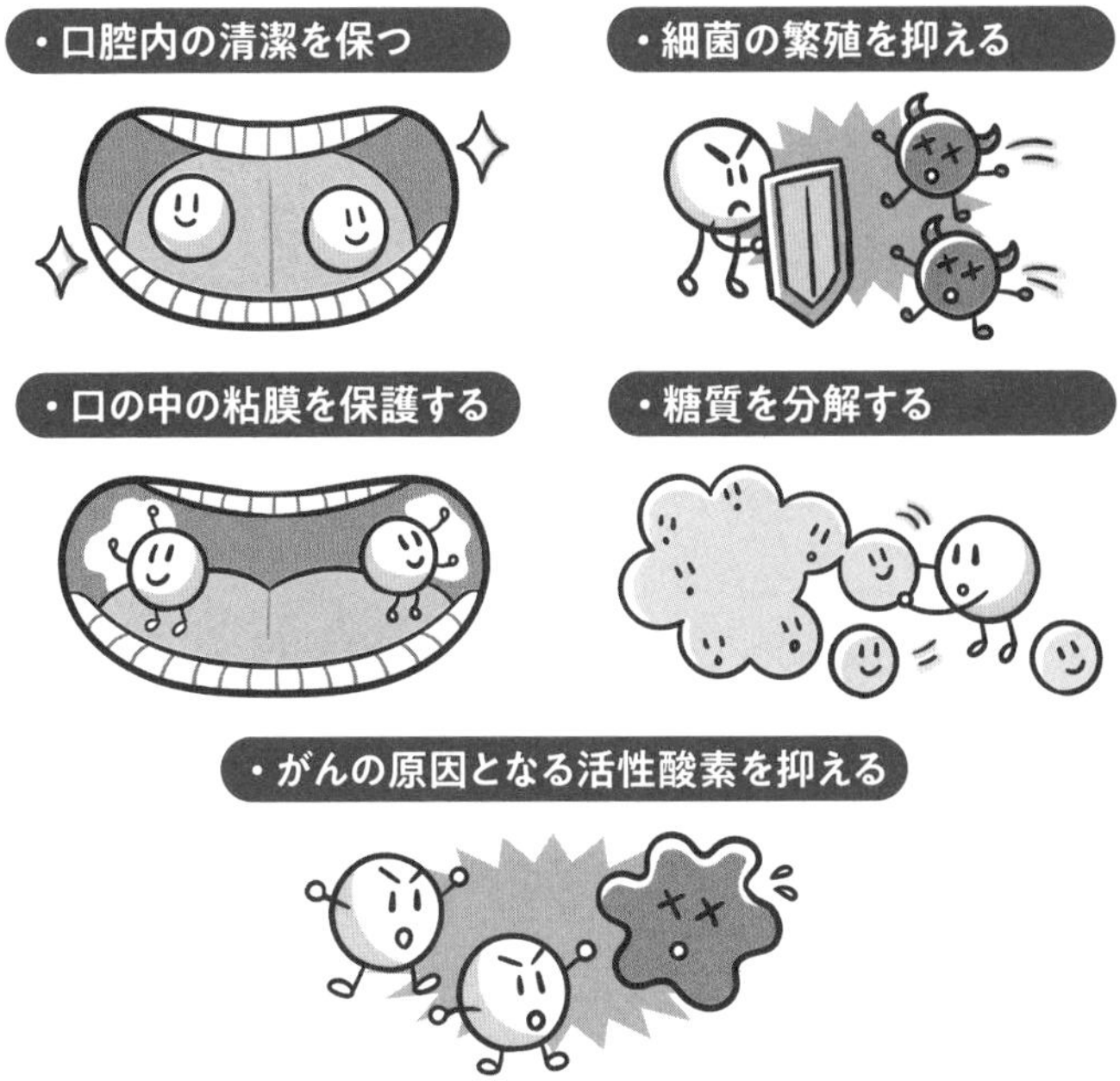
・口腔内の清潔を保つ
・細菌の繁殖を抑える
・口の中の粘膜を保護する
・糖質を分解する
・がんの原因となる活性酸素を抑える

があるため、**唾液の分泌が促されることで口腔内の衛生を保つことにつながる**のです。

それだけでなく、唾液の分泌量が十分であれば、食事は正しく消化吸収されます。つまり、肝臓の代謝機能や腸内環境が正常に保たれ、太りにくくなるということ。

唾液量を増やすのは意外とかんたんで、口のまわりの筋肉を動かして唾液腺を刺激するだけ。よくかみ、よくしゃべり、よく笑って、口の筋肉を大きく動かし、唾液量を増やしましょう。

歯周病は脂肪肝や糖尿病の悪化につながる

口の中をきれいに保てば悪玉菌をからだにとり込みづらくなる

意外に見落とされがちな、口の中の衛生状態。ですが、食べものは口から摂取され、食道や胃を通過して内臓に運ばれていくことを忘れてはなりません。**口腔はまさに、からだの中への入り口**なのです。

かねてより、歯周病と非アルコール性の脂肪肝や糖尿病のあいだには、密接な関係があるといわれていましたが、2021年の新潟大学理化学研究所の研究により、そのメカニズムが明らかになりました。

そもそも、口腔には数千億もの細菌が生息しているといわれています。口から摂取した食事は栄養素に分解され、腸管が消化・吸収して、門脈という血管を介して肝臓に送られます。食べものを咀嚼する際には唾液が分泌されますが、歯周病患者の唾液には、もともと口腔に生息している細菌のほかに、多くの歯周病原細菌も含まれています。この**歯周病原細菌が、腸内細菌をいわゆる悪玉菌に変化させてしまう**のです。悪玉菌となった腸内細菌などは肝臓に運ばれ、これらが肝臓で炎症を引き起こし、肝炎の原因となります。

一方、健康な口腔内の細菌は、肝臓に何も悪影響を及ぼしませんでした。こうして、歯周病菌が非アルコール性脂肪肝の原因となることが明らかにされました。ふだんお酒を飲まない人が脂肪肝になるのには、糖質の摂取過多のほかに、歯周病にも原因があったのです。

おまけに歯周病菌は、腸内環境を悪化させるだけでなく、血管の老化や筋肉への脂肪蓄積も促します。**歯周病は、まさに万病のもと**なのです。

自分の口の中の状態を知っておこう

思い当たることがあれば歯科医へ相談しよう

毎日歯磨きをしているから大丈夫、と思っている人は少なくないと思います。ですが、本当にそうでしょうか？　厚生労働省によれば歯周ポケット保有者や歯肉炎も含めると、**歯周疾患を患う人口は全体の約半数を占める**といわれています（「令和四年歯科疾患実態調査、口腔審査受診者のみ」より）。初期は軽く、自覚症状がないため、気づかないうちに進行し、いつのまにか重度となっていることも。まずは左の項目をチェックしてみましょう。

●歯周病チェックリスト

- □ 口臭が気になる
- □ よく口内炎ができる
- □ 喉がイガイガする
- □ 舌がヒリヒリする
- □ 歯に口紅がつく
- □ 口の中が粘つく
- □ 舌苔が多い
- □ 口呼吸をしている
- □ ろれつが回りにくい
- □ パサパサしたものが飲み込みにくい

上に挙げた項目は、口内の乾燥により起こりがちです。口内の乾燥は、歯周病や口臭の原因となります。ひとつでも当てはまるものがあったら、行きつけの歯科医に相談しましょう。定期的に通う歯科医院をみつけておくことをお勧めします。

行きつけの歯科医院を見つけておこう

歯磨きだけでは不十分
半年に一度は歯科医の定期点検を

歯周病や虫歯を予防するには、口の中を清潔に保つことが大切。その基本となるのは歯磨きです。歯磨きに、自信をもっていますか?

歯ブラシにはさまざまなタイプがありますが、ヘッドは小さいものが、かたさは「普通」がお勧めです。歯磨き粉については、高発泡のものは避けて。爽快感を得られやすく、かえって磨き方が不十分になってしまうためです。また、歯間ブラシなどの併用をお勧めします。最低でも起床後と就寝前には歯磨きを

●歯ブラシだけでなくさまざまなタイプの歯間ブラシを使って口腔内のお手入れを

歯垢は、歯と歯のあいだや歯茎の境目にたまりやすいため、歯ブラシだけでは落としきれません。歯間ブラシなどを併用して、日常的にお手入れを。

歯間ブラシ

前歯、奥歯など、歯の生えている場所や形状に合わせて使い分けましょう

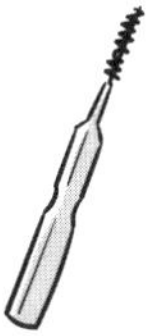

タフトブラシ

ヘッドが特に小さいため、歯並びが悪い箇所や奥歯など、磨きにくいところに適しています

デンタルフロス

糸ようじなどもあります。歯と歯の隙間に通る糸で、カスを掃き出します

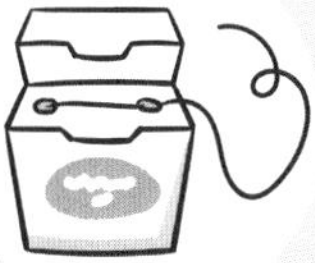

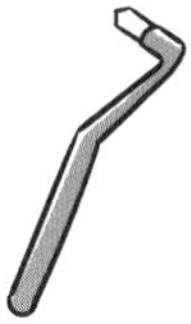

行い、口腔内での細菌の増殖をふせぎましょう。

さて、自宅での**歯磨きだけでは、歯周病の原因となるプラーク（歯垢）を完全にとり除くことはできません。**とりきれなかったプラークは歯と歯のあいだにたまっていき、やがて歯石となってしまいます。こうなると自分で落とすことは困難です。ひどくなる前に歯科医院で除去してもらうようにしましょう。できれば歯石は定期的にとってもらうことをお勧めします。

肝臓の脂肪が落ちる生活習慣.9

大さじ１杯の酢で脂肪の燃焼を促す

酢を継続してとり続けることで内臓脂肪やBMIなどが減少したという研究結果があります。

●酢は毎日継続して摂取するのがポイント

脂肪の合成を抑制

・主成分の酢酸は脂肪の合成を抑制して、かつ脂肪の燃焼を促す
・クエン酸は、抗酸化作用でLDL（悪玉）コレステロールの発生をふせぐ

酢酸

クエン酸

毎日摂取するためのポイント！

納豆に混ぜる	みそ汁などに入れる	牛乳などといっしょに摂取する

自分が飲みやすい酢でOK！飲むなら薄めると飲みやすい！

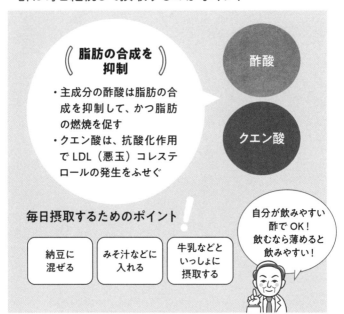

方法

毎日大さじ1杯程度の酢酸を摂取しよう

株式会社Mizkan Holdingsが行った研究によれば、酢酸を日常的に摂取することは、肥満を抑制し、メタボリックシンドロームの予防につながる可能性があります。そこで私は、皆さんに毎日大さじ1杯程度の酢を摂取することをお勧めします。

市販の酢などを摂取する場合には、5～10倍程度に薄めると、多少飲みやすくなるかもしれません。そのほか、みそ汁に入れたり酢のものにしたりして、毎日とることをこころがけましょう。

私は納豆に酢を加える「酢納豆」を愛食しています。ただし、継続して摂取しなければ効果は得られません。毎日とり続けることが重要です。

効果

複数の数値で改善がみられる結果に

酢酸を含む飲料を摂取する群と含まない飲料を摂取する群とに分け、毎日朝晩の2回、12週間続けた研究で、酢酸を含む飲料を摂取した群は、体重、内臓脂肪、ウエスト周囲径、BMI、血中の中性脂肪の減少率が有意に改善。摂取をやめると、効果も止まってしまいました。

COLUMN

見落としがちな野菜類の糖質量

野菜類は比較的糖質含有量が少ない、うれしい食材。ただし、さつまいも、とうもろこしなど、多く含まれているものも中にはあるので、覚えておきましょう。

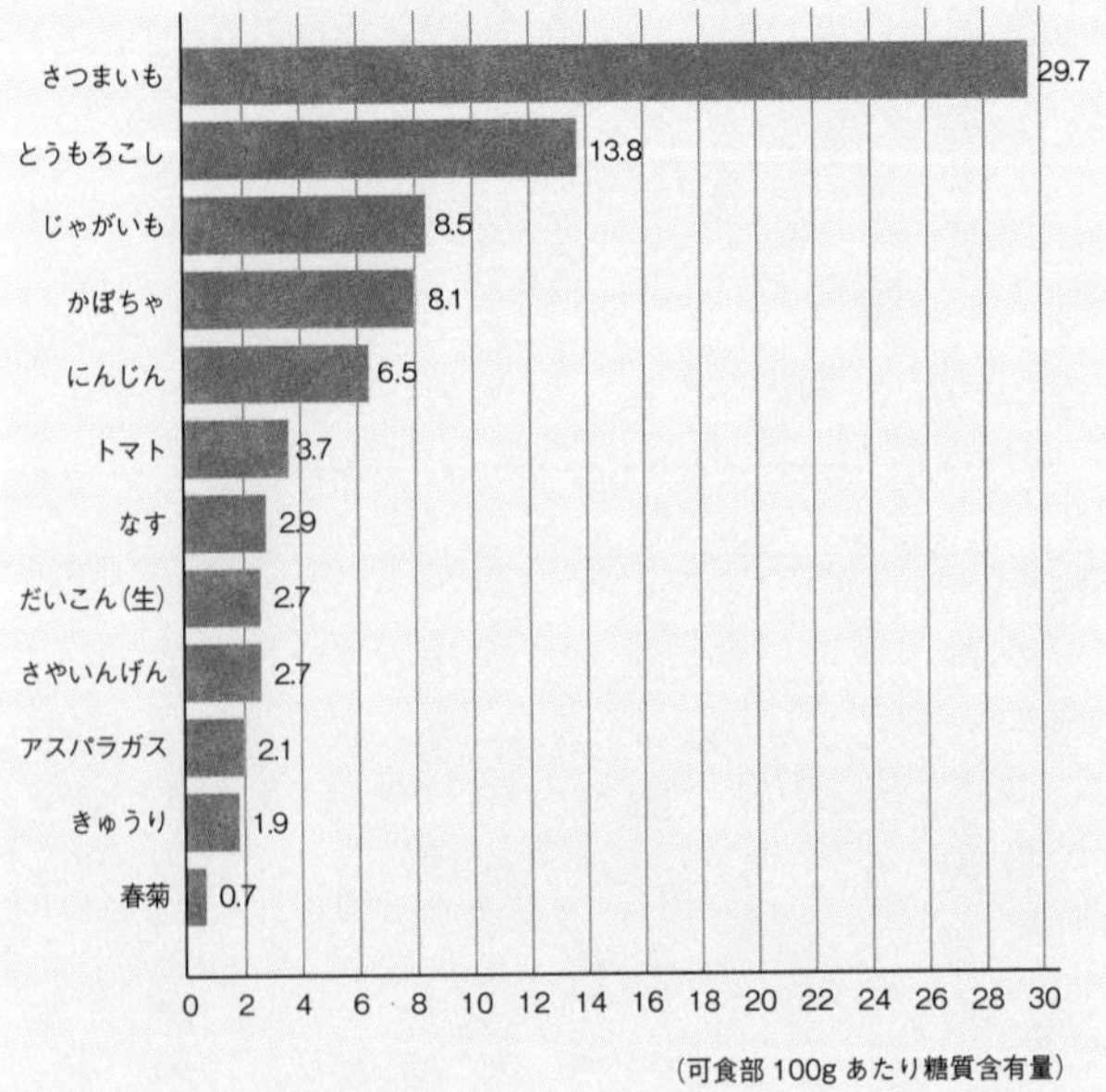

第3章

低脂肪体質に変わる生活習慣+軽い運動

●1～5の中から3つ選んでチャレンジしましょう

- □ 1. スロースクワットで筋肉をつくる
- □ 2. ヒールレイズで基礎代謝をアップ
- □ 3. 1日20分、早足で歩いて筋肉を活性化
- □ 4. 入浴タイムを活用して脂肪の燃焼を促す
- □ 5. 良質な睡眠で脂肪を蓄えないからだに

→ 2、4章からも3つずつ選びます。
選び方はP65をご覧ください

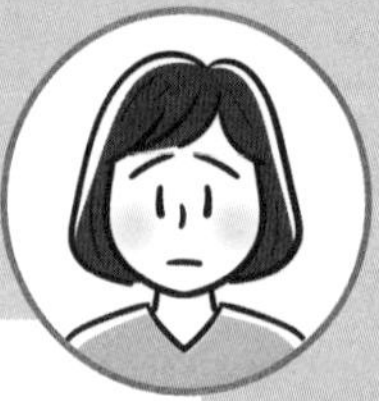

運動しても辛いだけで
なかなか効果が
出ないのですが…

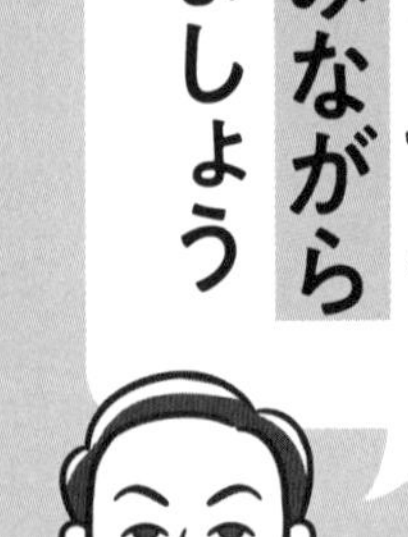

肝臓が健康でなければ、
脂肪は思うように減っていきません。
第2章の生活習慣に取り組みながら
軽い運動にもチャレンジしましょう

脂肪の燃焼と基礎代謝の増加をめざす

P24でも説明しましたが、**肝臓が健康でないと、減量の効果がなかなか表れないことがあります。**運動が辛いと悩んでいる人は、まずは第2章の生活習慣で、肝臓の脂肪を落とすことをお勧めします。

そして、第2章と同じく皆さんにお勧めしたいことは、すべてを無理にやらなくてもいいということ。何をすればよいのか、3章で紹介していきます。目的は脂肪の燃焼と基礎代謝の増加。これらが実現すれば、低脂肪体質に生まれ変わることができます。そのためには軽い**筋トレで筋肉量を増やして基礎代謝を上げ、ウォーキングなどの有酸素運動で脂肪を燃焼させる**のが理想的。激しい運動は必要ありません。ここで紹介するかんたんな習慣を、ぜひ生活にとり入れてください。

低脂肪体質に変わる生活習慣.1

スロースクワットで筋肉をつくる

スロースクワット5回を朝晩2度。 ゆっくりと時間をかけて行う軽い筋トレです。

バランスが取りにくければ、椅子の背などにつかまってもOK。ゆっくりと、膝を曲げ、前太もも（大腿四頭筋）を鍛えます。

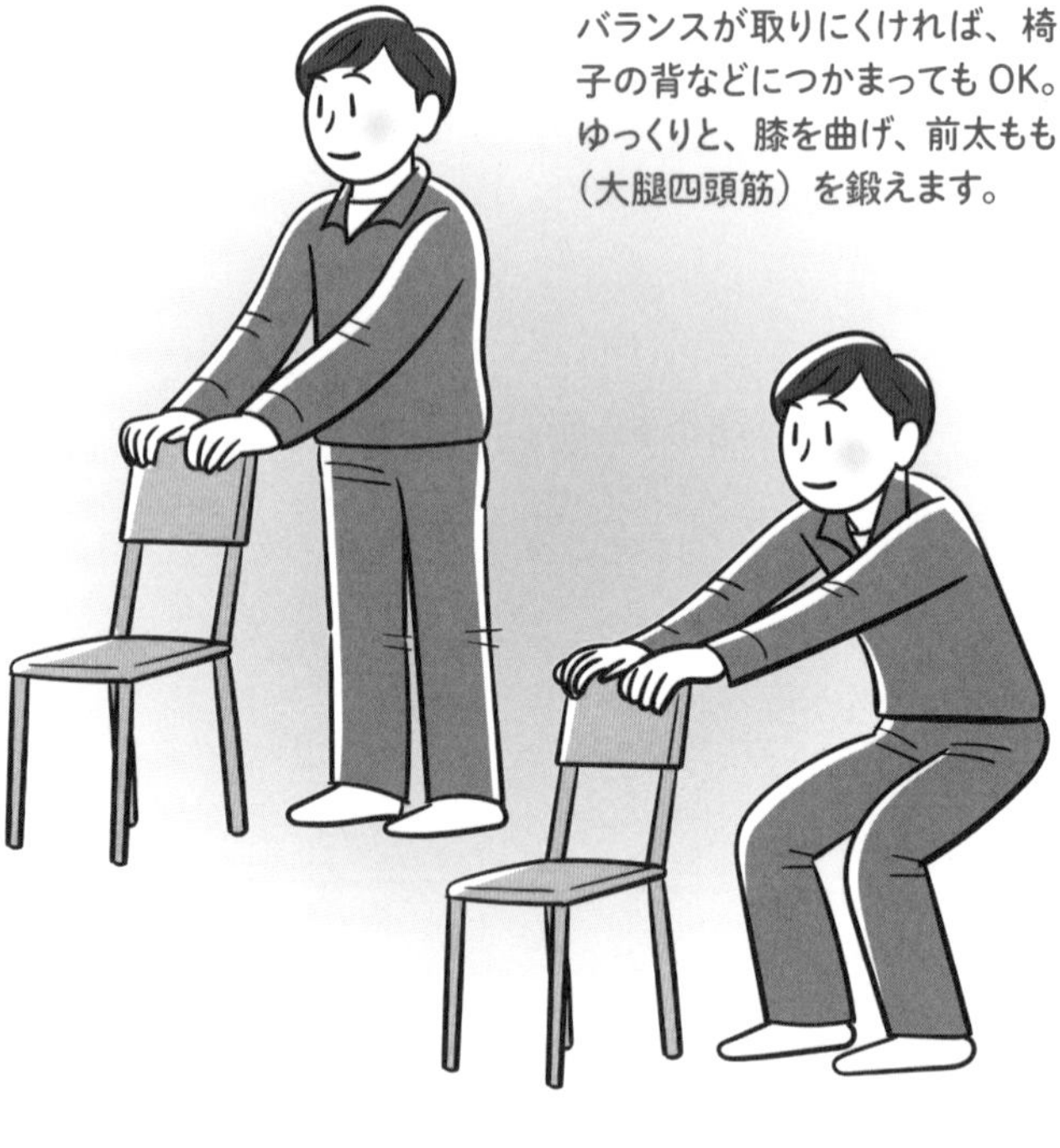

方法

ゆっくりやるほど脂肪は燃える

スロースクワットはいつでも、どこででもかんたんにできる「ゆるい筋トレ」です。朝と晩に5回ずつを1セットとして、1日2セット行うだけ。道具やおもりは一切必要ありません。バランスがとり辛いかも、と感じたら椅子の背などにつかまってもよいでしょう。

こんなかんたんな運動で効果があるのか、疑問を抱く人もいるかもしれません。しかし、激しい運動は筋肉や関節を傷めてしまうこともあります。脂肪を燃やすための筋肉をつくる目的であるならば、ボディビルのような激しい筋トレは必要ありません。自重で筋肉に軽く刺激を入れるだけで十分です。

効果

効率よく脂肪を燃焼し免疫力を高める

大腿四頭筋やハムストリングス、腓腹筋《ひふくきん》やヒラメ筋など、比較的大きな筋肉が集まっている下半身を鍛えることで、効率よく脂肪を燃焼させることができます。さらに、筋肉から分泌されるホルモンには、骨を強くしたり免疫力を高めたりするはたらきもあります。

下半身の筋肉を鍛えよう

全身の筋肉の約7割は下半身に集中している

脂肪や糖をもっとも消費しているのは筋肉ですが、加齢とともに筋肉は減少していきます。筋肉量が減少傾向を迎えるのは30歳を過ぎた頃から、そして、筋肉量の減少が目立つのは40歳を過ぎた頃から。筋肉が減るということは、基礎代謝が減るということです。

日本肥満学会によれば、日本人女性の筋肉量は行き過ぎたダイエットや運動不足のせいで世界でも非常に少ない傾向にあります。筋肉はエネルギーを燃焼

筋肉の占める割合の高い下半身を鍛えよう

次に示すような筋肉の占める割合の高い部分に筋肉をつけることが効率的です。

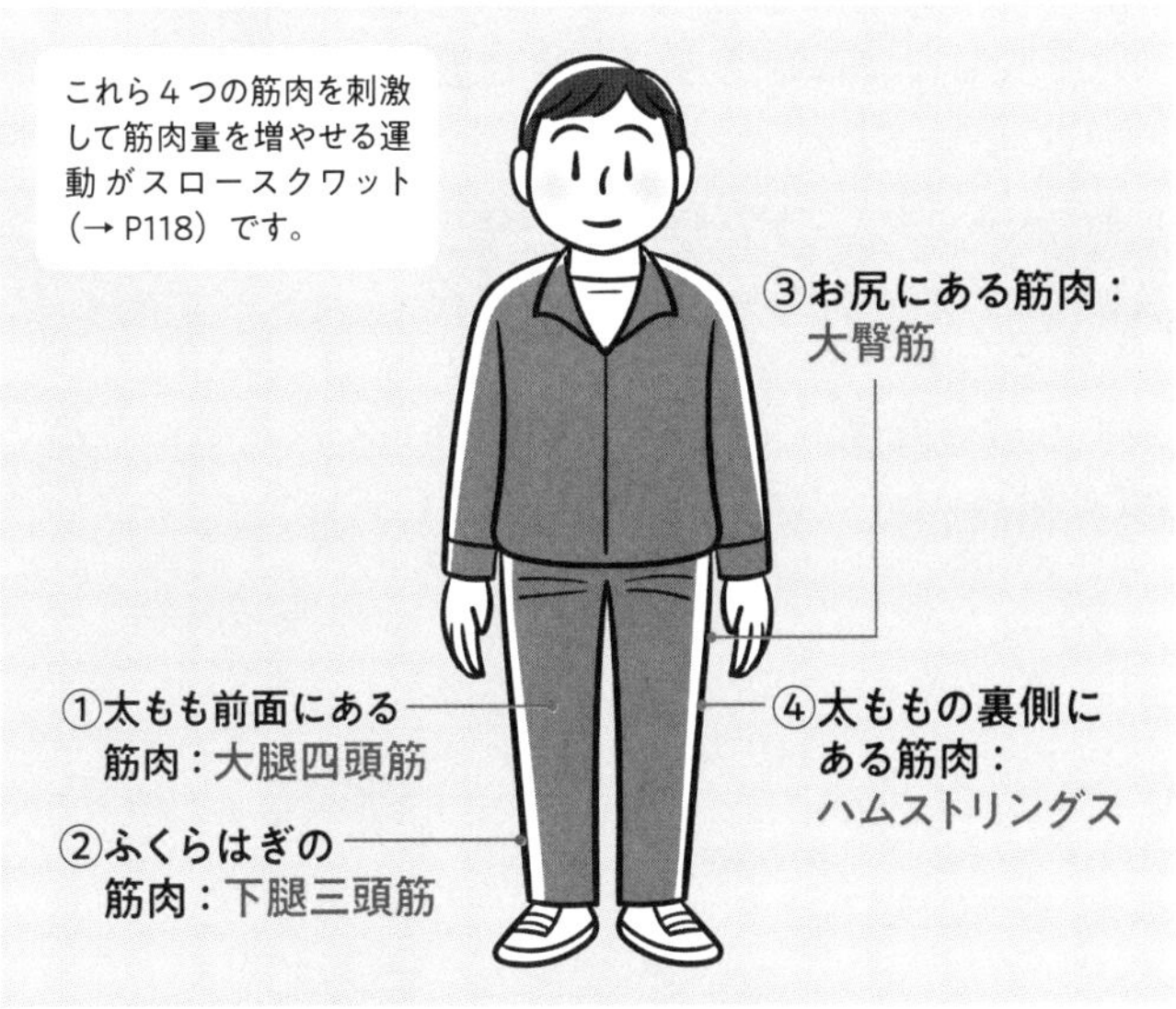

させてからだを健康な状態に保つために重要なはたらきをしており、筋肉量が少なければ体脂肪を減少させることはできません。

筋肉は使うことによって傷つき、その傷を補修することで強くなります。人間のからだの中で筋肉が集中しているのは下半身。実に、全身の約7割の筋肉が下半身に集中しています。低脂肪体質に変わるには、下半身を鍛えるのが効率的なのです。強い足腰をつくり、健康寿命を延ばすことにもつながります。

低脂肪体質に変わる生活習慣.2

ヒールレイズで基礎代謝をアップ

ふくらはぎを鍛えるため、カーフレイズともいう。5回を朝晩2度。通勤時間を活用しても◎。

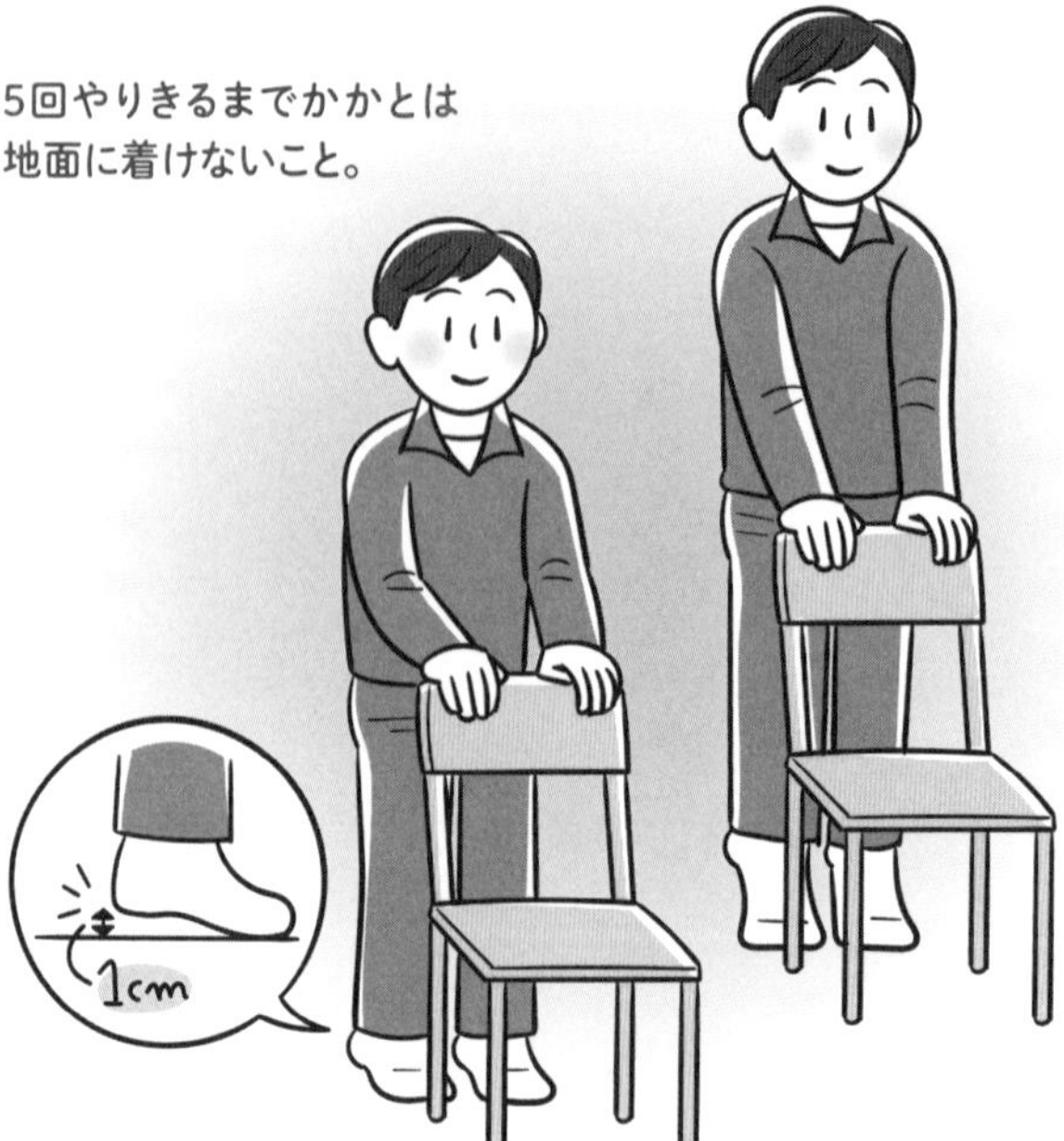
5回やりきるまでかかとは地面に着けないこと。
1cm

方法

かかとをつけずに5回上げ下げ

下腿三頭筋（ふくらはぎ）を鍛えるエクササイズとしてお勧めしているのが「ヒールレイズ」です。

やり方はかんたん。足の幅は、骨盤の幅に広げると安定してやりやすくなります。まず4秒ほどかけてかかとを上げます。その後4秒ほどでかかとを下げますが、このとき、床から1㎝くらい上でストップ。ふたたび4秒ほどかけてかかとを上げていきます。朝晩1セット5回ずつを計10回、スロースクワットとともに習慣にしてしまいましょう。

ポイントは、5回やり終わるまで、かかとを床に着けないこと。いつでもどこでも気軽にできますので早速取り組んでみてください。

効果

ふくらはぎの筋肉を鍛え低脂肪体質に

ヒールレイズを行うことで、ふくらはぎの筋肉量が増えるため、血流がよくなり、基礎代謝もアップします。

血流がよくなると、体調が整ううえ、寝ていてもはたらく基礎代謝が上がるので、脂肪がたまりにくい低脂肪体質に変わることができます。

ふくらはぎを鍛えれば中性脂肪が減り脂肪肝が改善する

脂肪肝を改善し
全身の血の巡りを活性化

さきほど、「全身の筋肉の約7割は下半身にある」とご説明しました（↓P120）。スロースクワット（↓P118）では太ももにある大腿四頭筋を主に鍛えますが、ふくらはぎにある大きな筋肉は下腿三頭筋と呼ばれ、ヒールレイズ（↓P122）で鍛えることができます。

下腿三頭筋を構成する腓腹筋、ヒラメ筋を鍛えることにより、肝臓の細胞が中性脂肪をエネルギーに変えるはたらきが促進され、脂肪肝が改善するこ

●ヒールレイズで下腿三頭筋を鍛える

ふくらはぎの筋肉は、収縮すると血管に圧力がかかり、弛緩すると血管への圧力がゆるみます。ふくらはぎを鍛えることで全身の血流を高め、心臓の負担を減らすことができるのです。

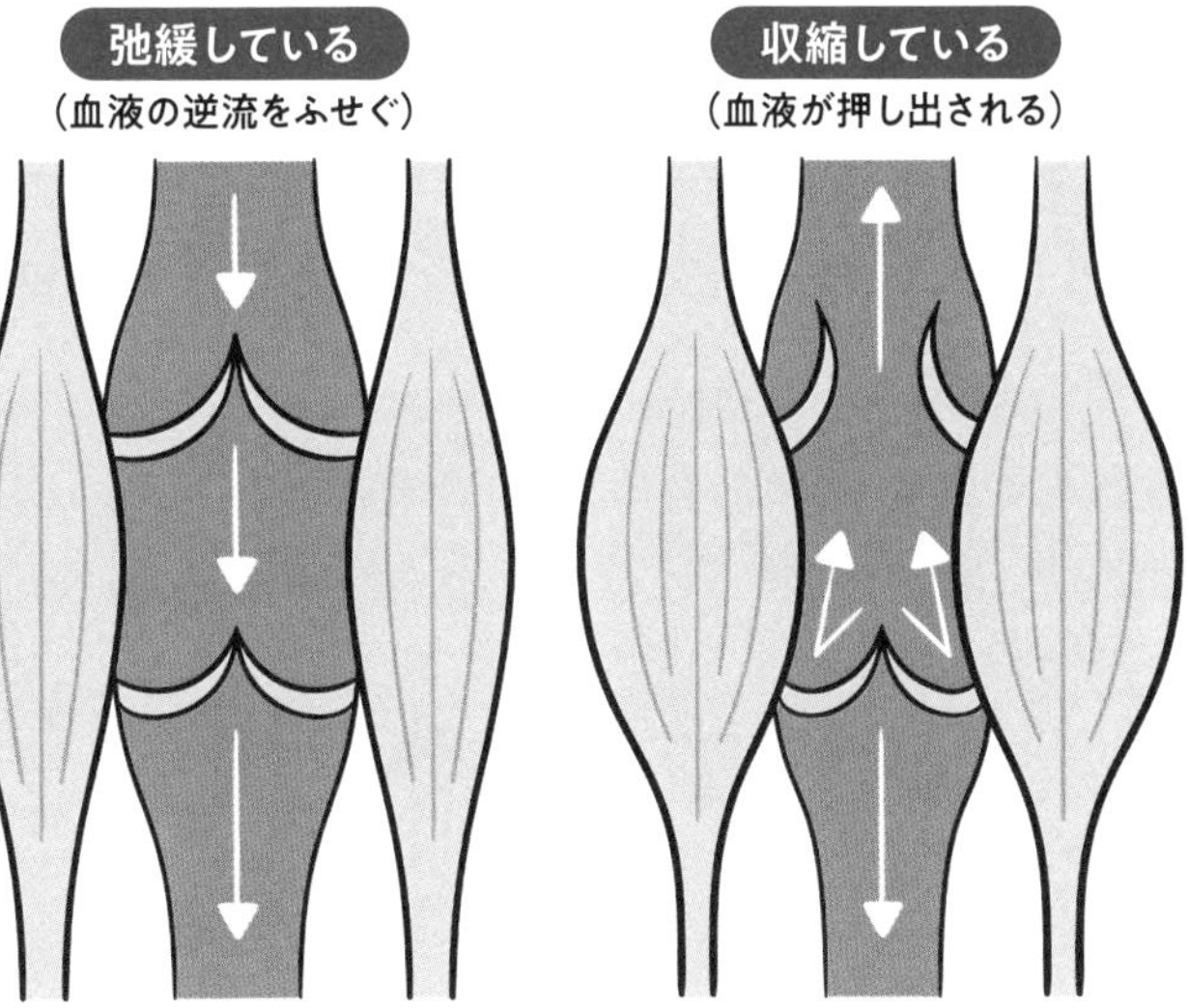

とがわかっています。

また、ふくらはぎは足先の血液を心臓にふたたび戻す役割を担っているため「第2の心臓」と呼ばれています。しかし、実際はふくらはぎに心臓はありませんので、脈動で戻すことはできません。そのため、筋肉が動くことでポンプの役割を果たしています。

つまり、**下腿三頭筋を動かすことは、血の巡りをよくすることにつながります。**血の巡りがよくなれば、肝臓への酸素や栄養素の流れもスムーズになります。

低脂肪体質に変わる生活習慣 .3

1日20分、早足で歩いて筋肉を活性化

道具も必要なく、時間帯も問わないため、だれでもかんたんに始められる運動です。5分を4回にわけて行ってもOKです。

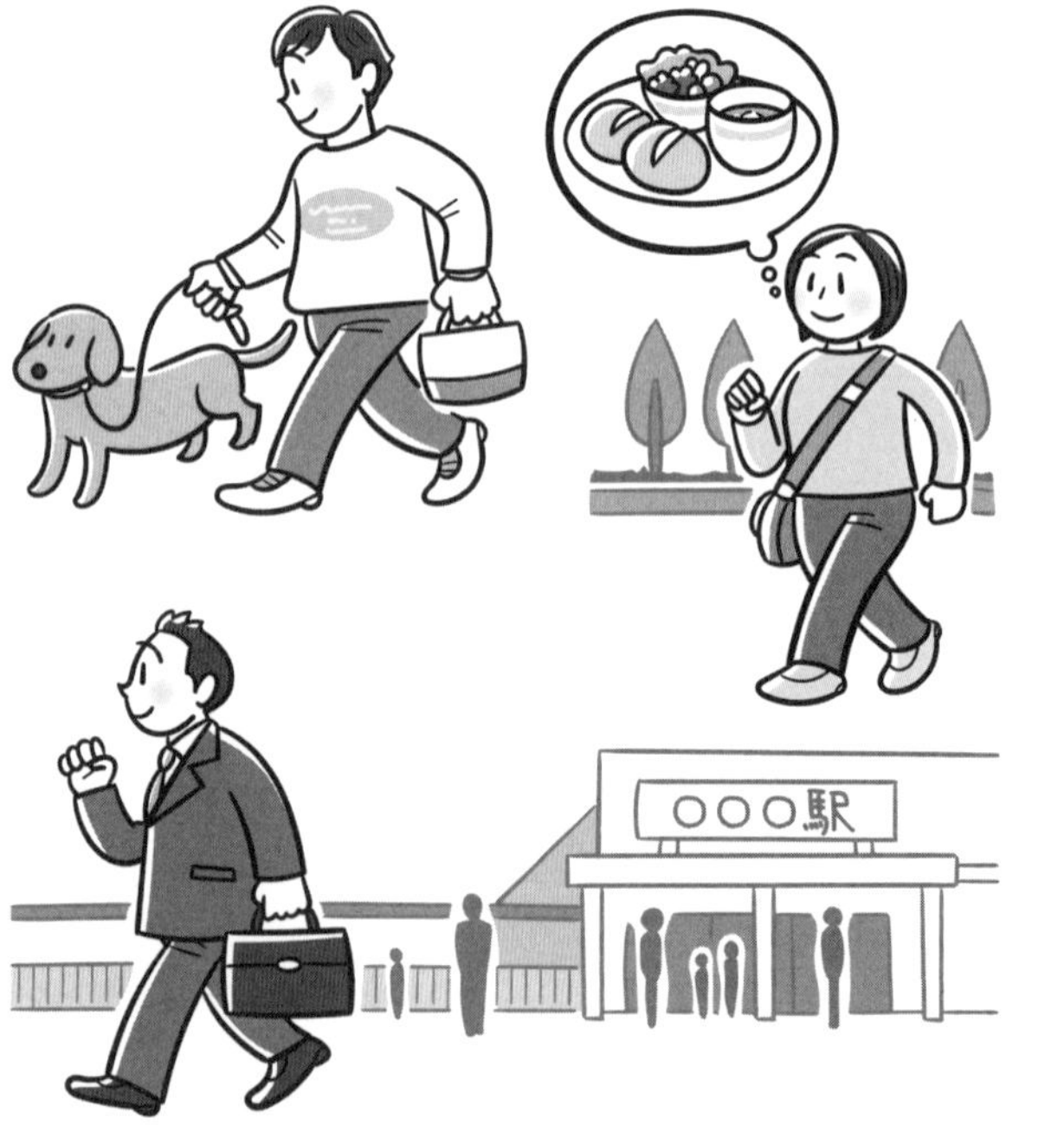

方法

何かのついでの「ながら ウォーキング」がお勧め

運動は、「無理なく、できることを」。続けていくことが何より重要なので、隙間時間や昼休みなどを利用して行えるようなものが望ましいといえます。ウォーキングはうってつけです。

ウォーキングをどのように日常にとり入れるかという工夫が必要になりますが、犬を飼っていれば犬の散歩がてらに行ったり通勤時間を活用したりするのもいいでしょう。通勤時に、ひと駅前で降りて歩ければ上出来です。行きがいいか帰りがいいかは、その人の生活スタイルによります。大事なことは習慣化するということです。いつもより気持ち早足で、腕を振って元気よく歩きましょう。

効果

酸素をうまく とり込める歩き方

背筋をまっすぐ伸ばし、歩幅をいつもよりも広く。そうすることで、歩くスピードが速くなります。季節にもよりますが、少し汗ばむ程度が理想。足の裏全体を使いましょう。1日20分を目標に歩けると最高です。脂肪燃焼に必要な酸素がたっぷりとからだにとり込まれます。

スクワットにウォーキングをプラスしてさらに低脂肪体質に

激しい運動はかえって逆効果
気持ちよくからだを動かそう

低脂肪体質のためには、軽い（自重の）筋トレによって筋肉をつくり、脂肪を効率よく燃やしていきたいところ。肝臓をきれいにし、**タンパク質と筋トレで筋肉＝焼却炉をつくったら、その焼却炉で燃やすのは脂肪です。**

脂肪は、有酸素運動によって燃やすことができます。有酸素運動とは、ジョギングやウォーキング、水中歩行などに代表されるもので、酸素をからだの中にとり込みながら行うことから、有酸素の名がつきました。燃焼には酸素が必

●有酸素運動と筋トレは両方必要

「焼却炉」がなくても「酸素」がなくても脂肪は燃えません。両方必要なのは、そのためです。

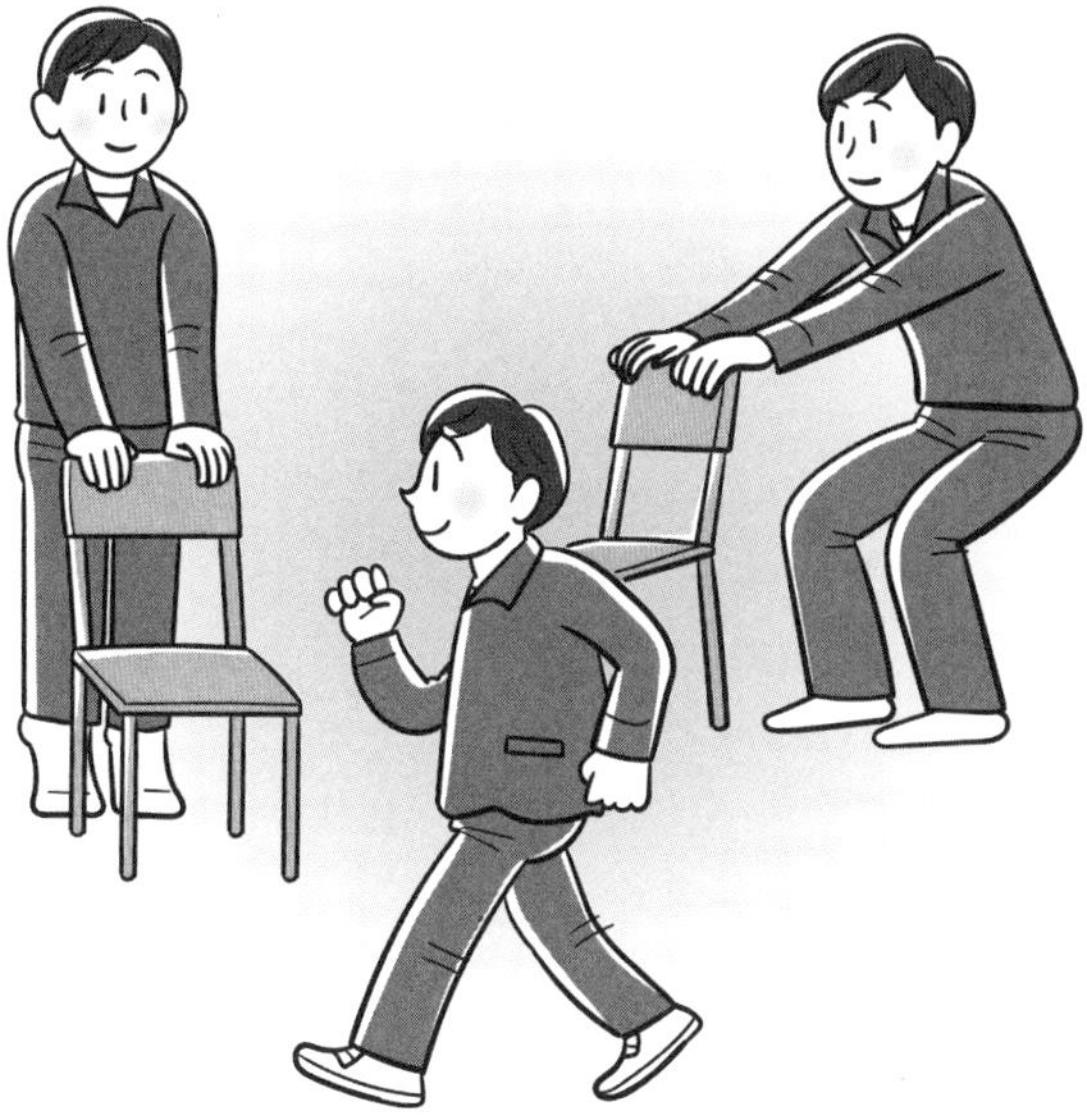

要です。脂肪も例外ではありません。たっぷりとからだに酸素を取り込み、効率よく燃やしていきましょう。

ただし、激しい有酸素運動では息が上がってしまい、効果は半減。**息が上がるのは酸素が足りない証拠**です。そのため、いつもより少し早足で、おしゃべりできるくらいのペースのウォーキングがいちばん効率的であるといわれています。つまり、低脂肪体質になるためには軽い**筋トレと有酸素運動の組み合わせがベスト**なのです。

1日8000歩のウォーキングを習慣化する方法

日常の行動にうまくとり込んでモチベーションを保つ工夫を

ウォーキングは自分のペースで始めることができ、時間も場所も制限されることがありません。そのためもっとも始めやすい有酸素運動ですが、その分「今日は、いいか」ともなってしまいがちです。天気の悪い日も、歩けないわけではありませんが、なんとなく気が乗らない、なんていうことも……。

そんなときにお勧めなのが、1日の目標歩数を決めておくこと。**無理のない数字は、1日8000歩です。この中には日常生活で歩いた歩数も含**

みます。つまり、ウォーキングといって改まって行うのではなく、自動車通勤の人ならバスや電車で通勤する日をつくったり、敢えて遠くのスーパーまで買いものに行ったり、会社で階段を上ったり下りたりしたときの歩数も含めます。これらの**生活活動量を高めていくことが、習慣化するにあたってのテクニック**となるのです。歩く速さは少し速めがいいですが、無理に速く歩く必要はありません。ただ、ある程度のスピードはあったほうが効果的なのも事実。歩幅を意識すれば、スピードも速くなります。

歩数は、カウント機能のついたスマホのアプリなどをうまく活用することをお勧めします。数値化された歩数を「見える化」することで目標に達しているか確認することもできますし、モチベーションの維持にもつながります。

筋肉量は40歳を過ぎた頃から急速に減少していくことは前述したとおりです。そのため、加齢に伴い減少していく筋肉を、維持していくことが大切です。日常生活の中に運動をとり入れ、活動量を増やしていくことで筋肉の減少を抑えるようにしましょう。

低脂肪体質に変わる生活習慣.4

入浴タイムを活用して脂肪の燃焼を促す

入浴は、 血流がよくなって代謝が高まり、 脂肪燃焼効果が期待されます。

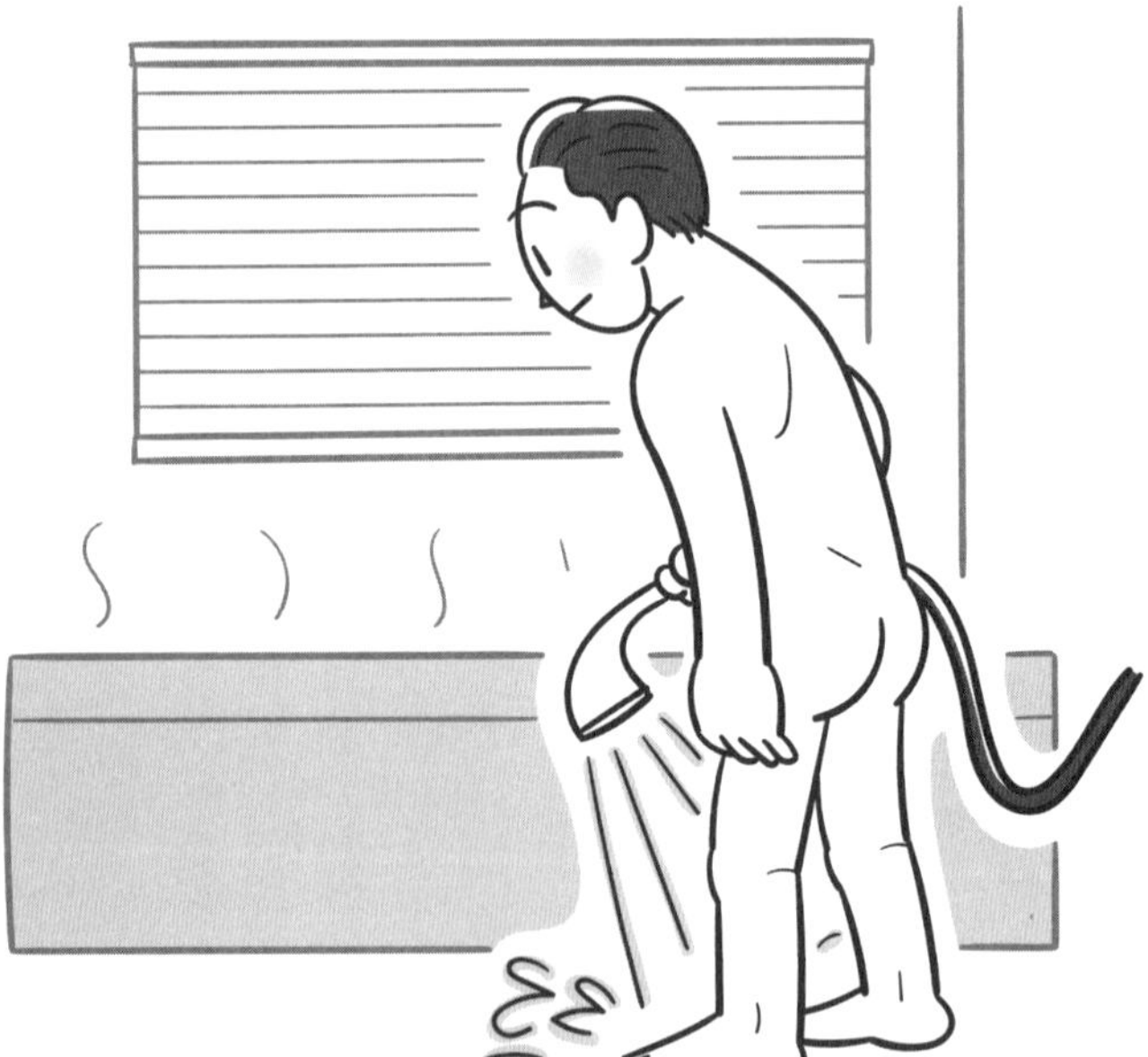

方法

汗をかいて体内の水を入れ替える

脂肪燃焼に効率的なお風呂の入り方は、お湯の温度がポイント。熱めのお湯が好きな人でも42度以下にしてください。42度以上のお湯に全身浸かると、心臓や肝臓に負担がかかるので要注意。ベストは38〜40度程度のぬるま湯。15分程度浸かるようにしましょう。

肩まで浸かって全身が温まったら、最後にすねのあたりにシャワーで水をかけましょう。

就寝する1〜2時間ほど前までに入るといいでしょう。また、入浴時には500〜800ccほどの水分が失われるため、入浴の前と後にはコップ1〜2杯程度の水分を補給することも忘れないようにしてください。

効果

体温、基礎代謝、血流がアップ

お風呂にゆっくり浸かると、体温が上がります。体温が上がれば血流がよくなり、基礎代謝もアップ。血管が拡張して血圧が下がるほか、自律神経も整います。

最後にすねに水をかけるのは、足の血流を刺激するため。心臓へ戻る血液の流れを促しましょう。

低脂肪体質に変わる生活習慣.5

良質な睡眠で脂肪を蓄えないからだに

睡眠時間が短いと肥満や脂肪肝のリスクを高めることはさまざまな研究から明らかになっています。

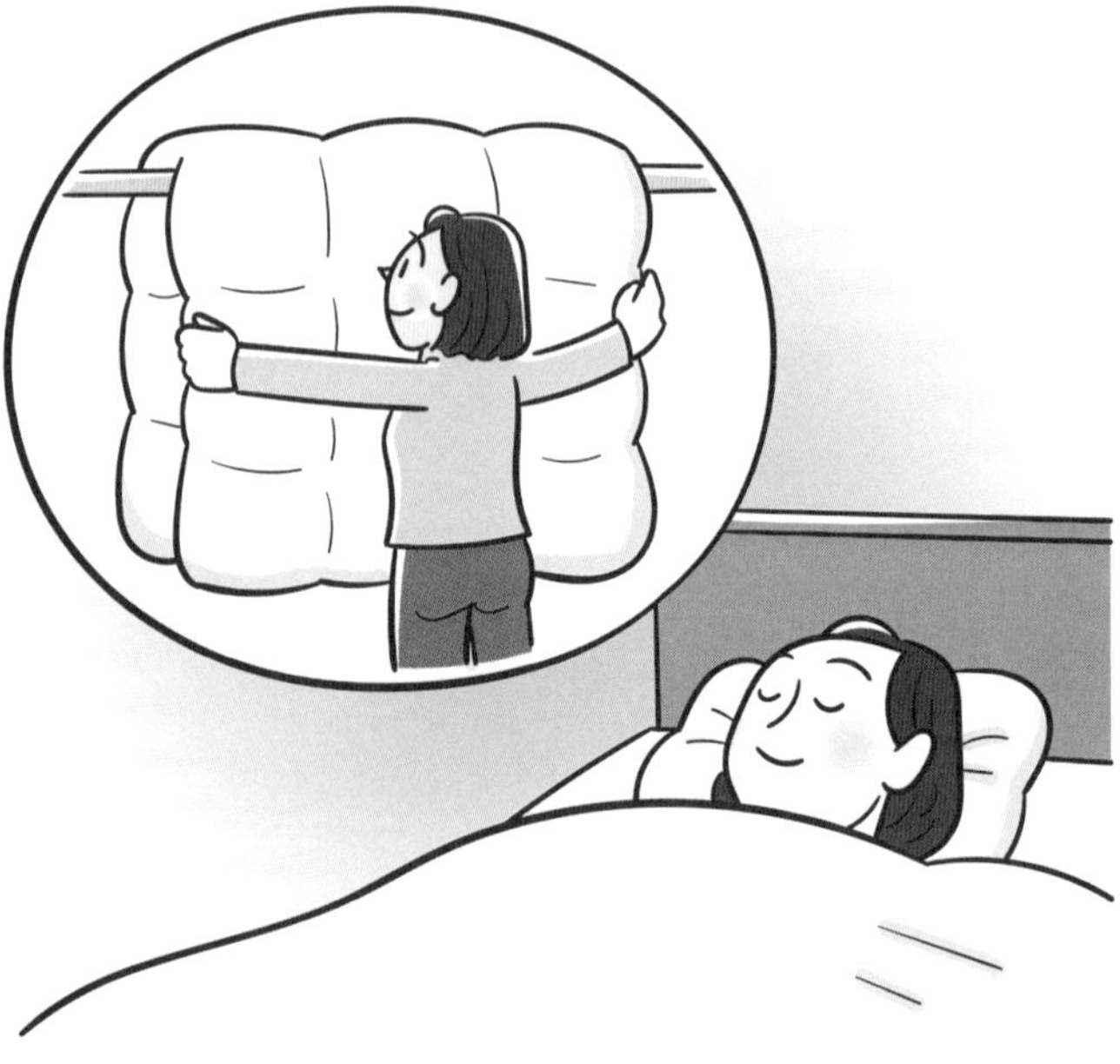

方法

気がかりは排除して睡眠に集中！

良質な睡眠は人生のアドバンテージ。健康によく昼間のパフォーマンスも向上します。

まずは環境の整え方をお話ししておきましょう。

布団を清潔に保つことは、風邪などの体調不良をふせぐうえで効果があります。布団や毛布、枕はこまめに干し、シーツや枕カバーは定期的に洗濯をしましょう。

また、スマホやＰＣのブルーライトは神経を刺激します。寝る前にメールを見るのもよくありません。特に仕事のメールは、深夜に見ても何もできません。スマホは潔く別の部屋で充電して、眠りに集中してください。最低６時間は眠れるように生活を整えましょう。

効果

良質な睡眠がやせ体質をつくる

ある研究によると、睡眠時間が５時間未満の人がもっとも肥満になりやすく、７〜８時間の人は肥満度がもっとも低いそうです。

成長ホルモンの分泌も中性脂肪が分解されるのも、睡眠時間中。眠っているあいだにもはたらく基礎代謝も、よく眠れなければはたらきません。

ストレスと脂肪蓄積の意外な関係

ストレスは自律神経のバランスをかんたんに崩す

心労が多いとやせるイメージがありますが、それは不健康なやせ方です。また、ストレスは肝臓の健康状態に、大いに影響します。**あまりに強いストレスを受けると脂肪肝につながるおそれがあります。**

人間のからだのリズムを整えているのは、交感神経と副交感神経という2つの自律神経のバランス。どちらが優位過ぎてもよくありません。

この自律神経のバランス、実はストレスが加わるとかんたんに崩れてしまい

●過度なストレスは脂肪肝の原因に！

ある程度のストレスはだれもが抱えているものですが、過度なストレスはγ-GTPの数値を上げるなど、脂肪肝の原因になります。ストレスを軽減する生活を自分なりに工夫しましょう。

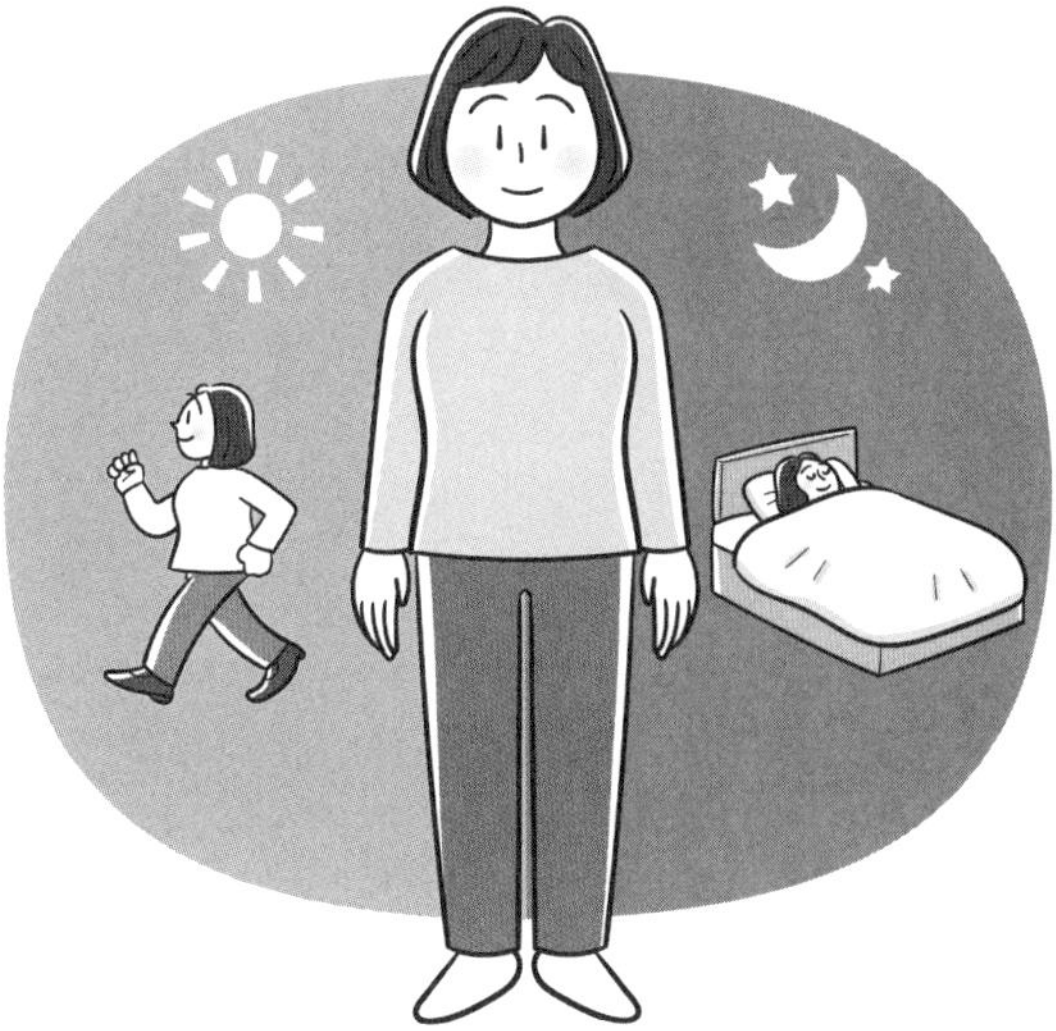

ます。交感神経が強く刺激されると、からだをさびさせる活性酸素を多量に発生させ、血中のLDLコレステロール（悪玉）や中性脂肪、γ-GTPなどの値も上昇します。血液中の値については、詳しくは第6章を参照していただきたいのですが、ここで挙げたいずれの数値も、脂肪肝と密接に関係しています。

何がストレッサーとなるかは人それぞれですが、**ストレスを和らげるのは1に休息、2に睡眠。**ゆっくりお風呂に入ってからだを休め、睡眠をたっぷりとりましょう。

モニターは、どのように新しい習慣を生活に組み込んだのでしょうか。2名の方に、3日間をどのように過ごしたのか、教えてもらいました。毎日の生活の中に、無理なくとり込めるものがよいでしょう。

Y.Fさん（→P36）

家族の朝が早いので、いっしょに起きて出勤までの時間を有効活用しました。運動は主に朝に行うことができました。また、夕食も家族いっしょにとるため、遅めになりがちなので、炭水化物を半分にして糖質をぐっと減らしました。

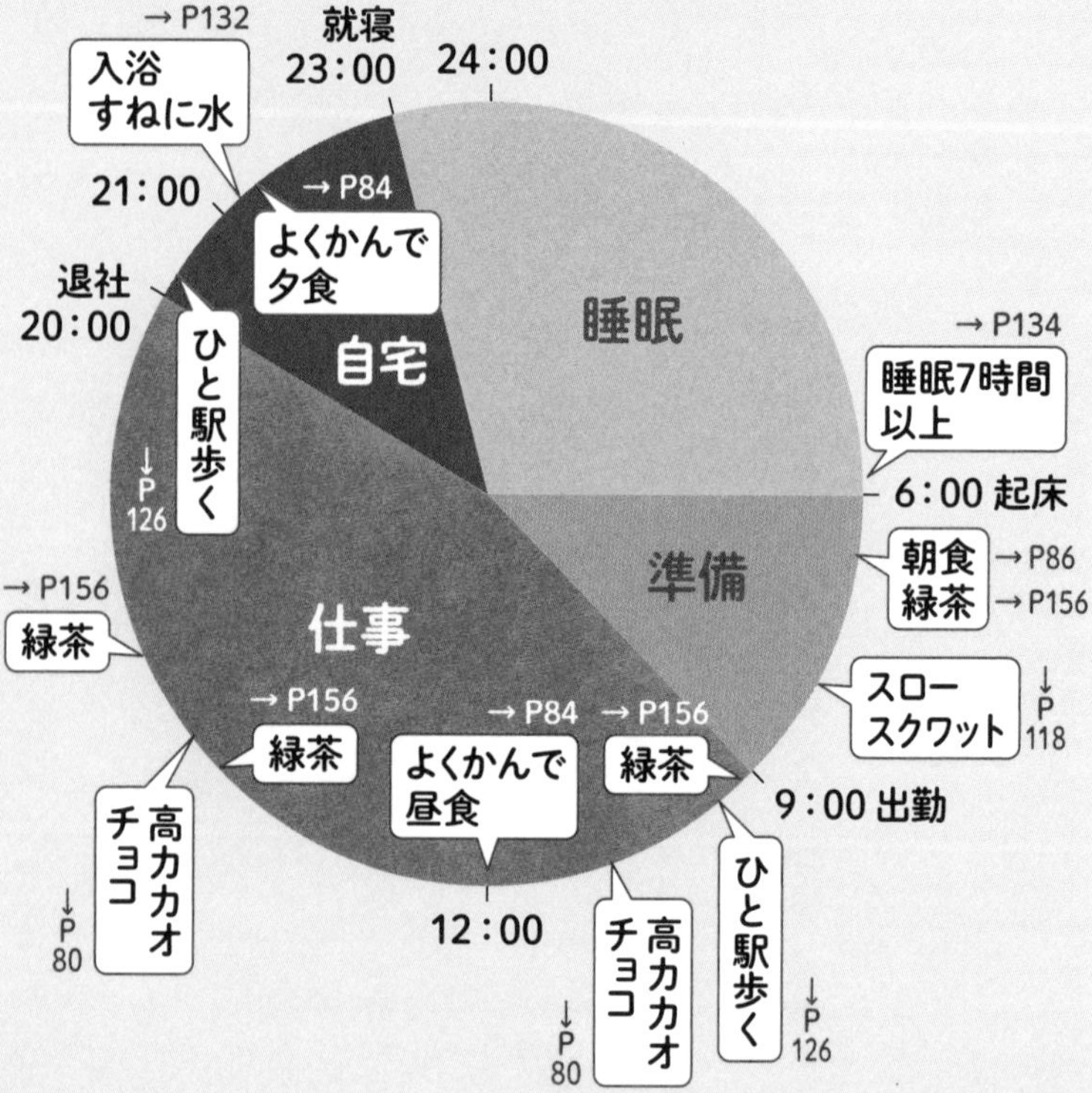

3日間 チャレンジモニター タイム・スケジュール

R.Tさん（→ P32）

日常の生活に組み込めたので、無理なくできました。印象としては、いつもとさほど変わりませんでしたが、毎食チョコレートを食べ、よくかんで食事をしていたことがいつもと違い、刺激になり、楽しく続けられました。

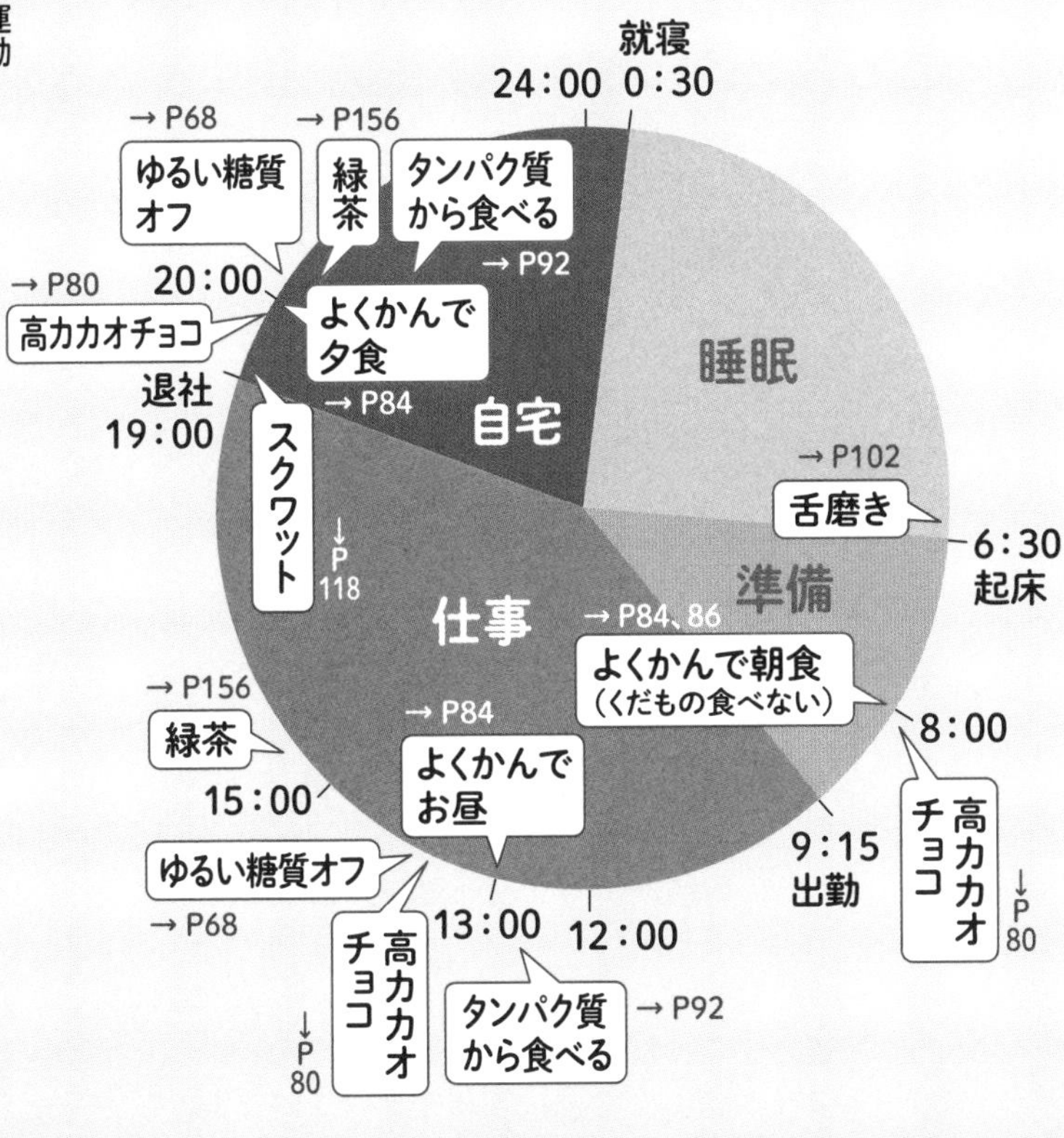

COLUMN

肉類にも糖質が含まれている??

肉類は、全般的に糖質量は低いといえます。ただし、ビーフジャーキーやウインナー、 ロースハムなどの加工品には糖質が多く含まれていることもあるため、 注意が必要です。

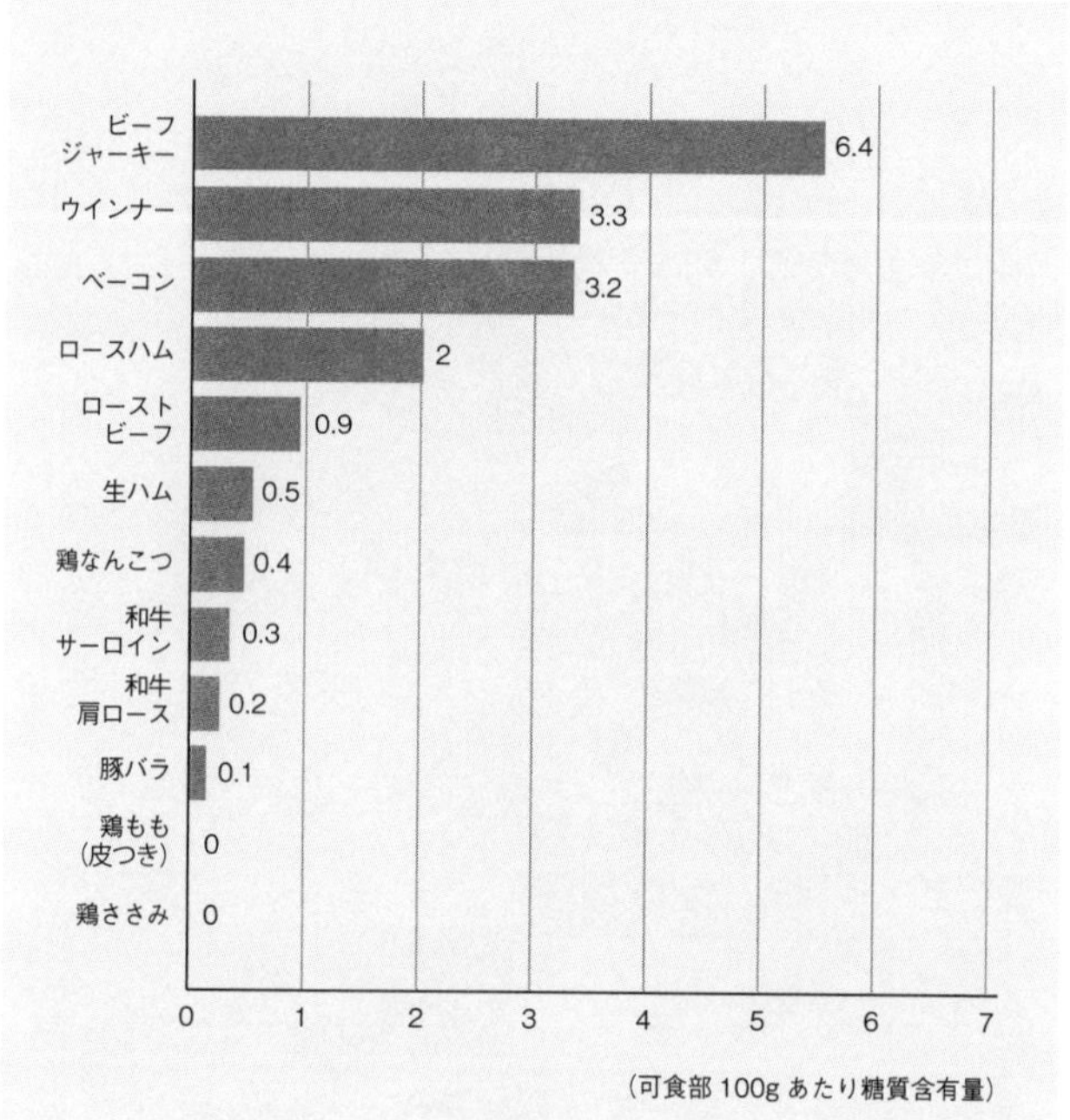

第4章

脂肪肝にならない嗜好品とのつき合い方

●1～5の中から3つ選んでチャレンジしましょう

- □ 1. お酒を飲むときはおつまみに気をつける
- □ 2. 食物繊維は糖質過多の強い味方
- □ 3. 糖質の少ないお酒を選ぶ
- □ 4. くだものは旬のものを少しだけ楽しむ
- □ 5. 緑茶を習慣にする

→ 2、3章からも3つずつ選びます。
選び方はP65をご覧ください

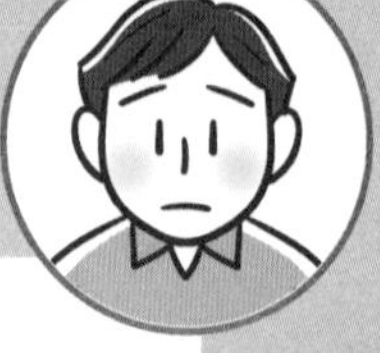

お酒が好きなのですが、休肝日をつくったほうがいいですか？

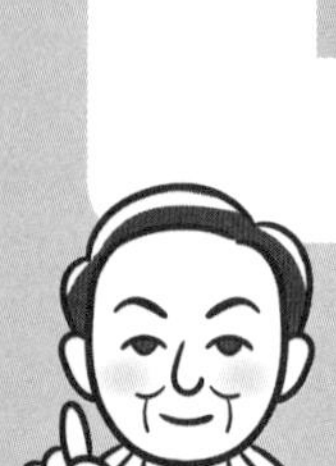

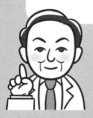

肝臓の処理能力を超える量のお酒を摂取すると肝臓に負担がかかります。しかし、適量であれば毎日飲んでも問題はありません

何をどの程度飲むのかで肝臓への良し悪しが決まる

「お酒を飲むと肝臓が悪くなる」とよくいわれますが、それは程度の問題であって、最近では適量のお酒はむしろからだにいいこともわかってきました。過去に行われた研究によると、お酒には、動脈硬化をふせいだり脳梗塞や心筋梗塞のリスクを抑えたりする効果があるといった報告もされています。

お酒を飲むと肝臓が解毒のためにはたらくので、肝臓へ負担がかかりますが、その度合いはお酒の種類や飲む量によって異なります。**適量飲むのであれば、休肝日は特に必要ない**というのが私の考えです。

脂肪肝になりにくい飲み方は、どんなお酒をどの程度飲むのかにかかっています。赤ワインならグラス2杯まで、ビールであれば中瓶1本まで、日本酒なら1合まで。この程度なら、γ-GTPも急激に上がることはありません。

脂肪肝にならない嗜好品とのつき合い方.1

お酒を飲むときはおつまみに気をつける

お酒を飲むと太りやすいとよくいわれますが、それはお酒を飲むこと自体が原因ではありません。

● おつまみの選び方

お勧めのおつまみ

高カカオチョコレート
野菜スティック
枝豆
レバニラ炒め
酢のもの
鶏の唐揚げ
焼き鳥
刺身
チーズ

NGのおつまみ

ピザ
焼ビーフン
コロッケ
ポテトサラダ
マカロニサラダ

方法

ふだんより糖質の少ない食べものを意識する

お酒には食欲を増進するはたらきもあるため、飲んでいると、ついついおつまみに手が出てしまいますね。このとき、糖質が多く含まれたおつまみを食べるという習慣を続けていれば、当然、体脂肪も蓄積されてしまいます。お酒を飲む際には、糖質があまり含まれていないおつまみがベスト。そうすることで、悪循環を断ち切り、肝機能を悪くする要素を減らすことができます。

また、お酒を飲む場合でも、おつまみはしっかりとかんで食べるようにしましょう。ゆっくり食べることで満腹感が得られるため、食べ過ぎはもちろん、飲み過ぎもふせぐことができます。

効果

タンパク質や食物繊維を積極的にとろう

お酒を飲む前に何か軽く食べておくと、肝臓への負担を抑えることができるうえ、空腹感も抑えられるため食べ過ぎもふせげます。また、糖質を避けるだけでなく、タンパク質を意識すると◎。食物繊維が多く含まれているものも、血糖値の上昇を抑えられます。

脂肪肝にならない嗜好品とのつき合い方.2

食物繊維は糖質過多の強い味方

血糖値の上昇を抑える食物繊維のおつまみは、どのように摂取するのが正解なのでしょうか。

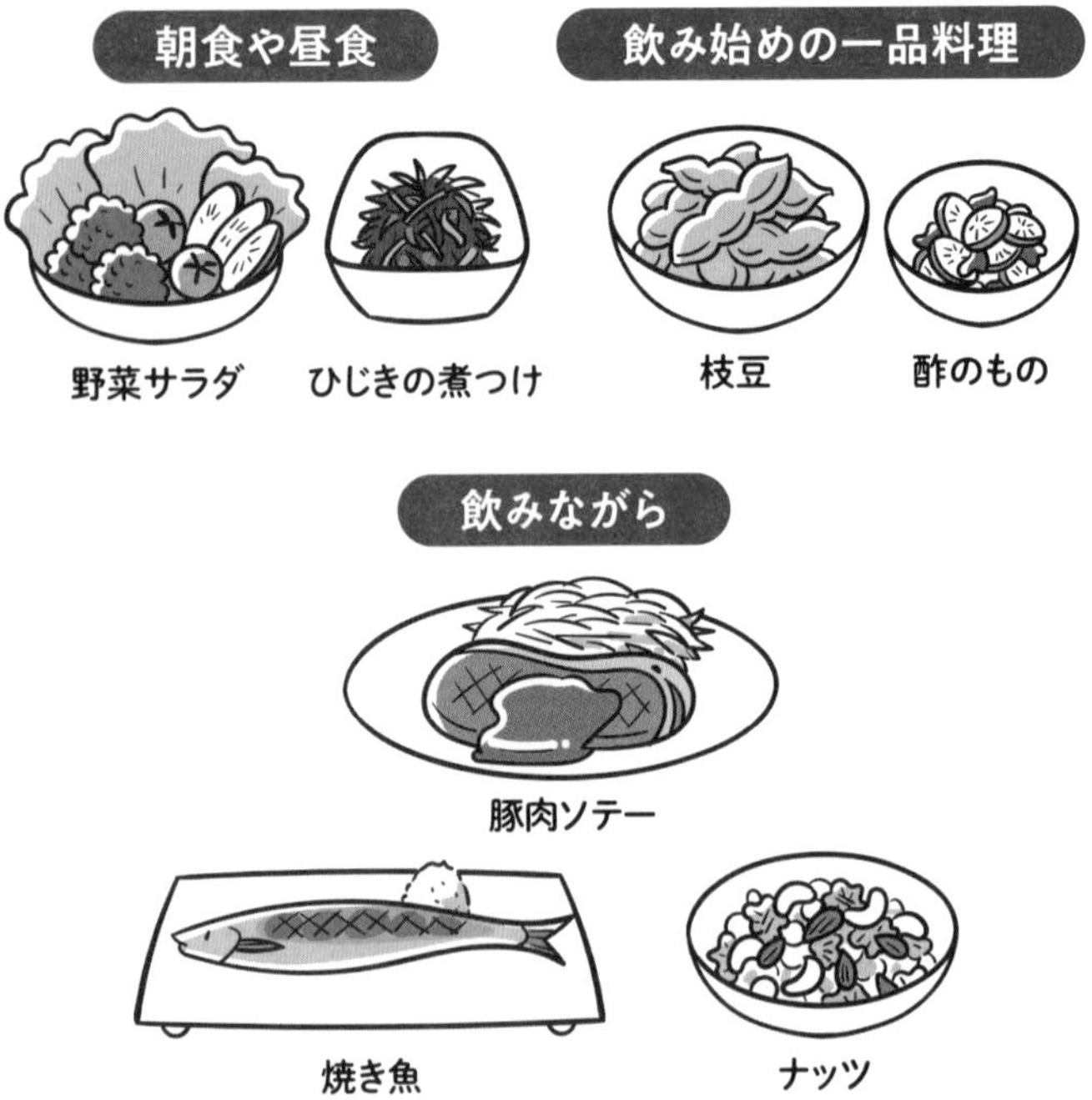

方法

飲む前の食物繊維
飲みながらのタンパク質

お酒を飲む予定がある日は、朝食と昼食をしっかりとることをお勧めします。このとき、野菜や海藻など食物繊維を意識すると、百点満点です。

朝食や昼食には野菜サラダやひじきの煮つけなどがお勧め。アルコールや糖質の吸収をゆるやかにしてくれます。また、飲み始めのおつまみには枝豆や酢のものがお勧め。いっぽう、芋類やにんじん・ごぼう・れんこんなどの根菜類は、野菜であっても糖質の含有量も多く、注意が必要です。

飲み進むにつれて、食べごたえのあるものがほしくなったら、ナッツ類、のほか肉や魚などのタンパク質などを食べるようにしてください。

効果

肝臓をいたわり
太らない食べ方を

「太るからおつまみは食べない」というのでは肝臓に負担がかかります。肝臓に負担のかからないおつまみは食物繊維とタンパク質です。食物繊維は糖質の吸収をゆるやかにしてくれますし、タンパク質は肝臓で代謝され、脂肪を燃やす筋肉の材料となります。

脂肪肝にならない嗜好品とのつき合い方.3

糖質の少ないお酒を選ぶ

お酒を飲む場合は、選び方がとても重要。お酒にも糖質含有量が多いものと少ないものがあるのです。

糖質が低いのは、ウイスキー、焼酎などの蒸留酒。割るのであれば、水か炭酸水、緑茶もよいでしょう。赤ワインは醸造酒ですが、比較的糖質が少ないのと、ポリフェノールの含有量が高いのでお勧めです。

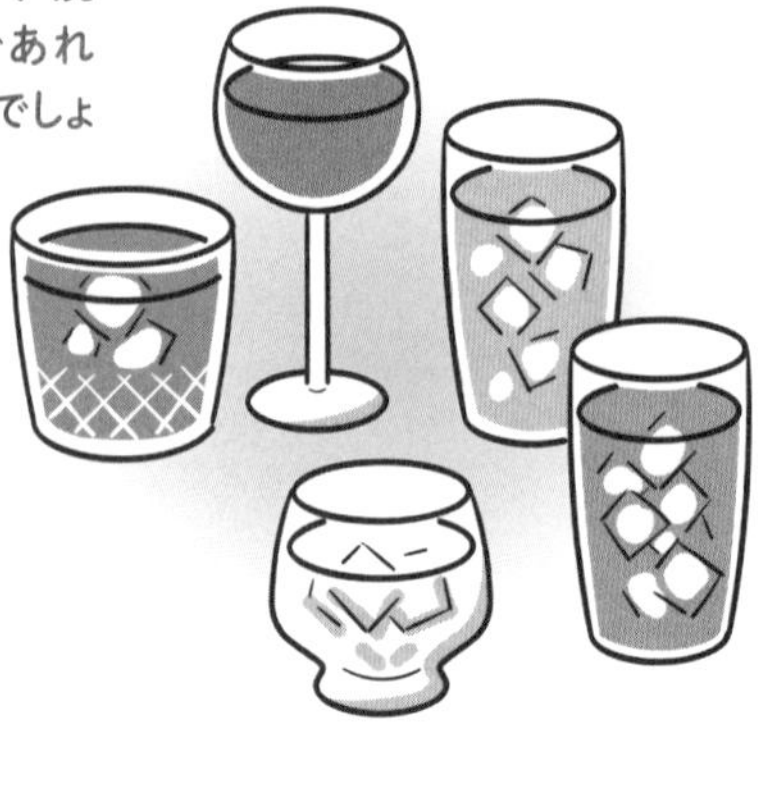

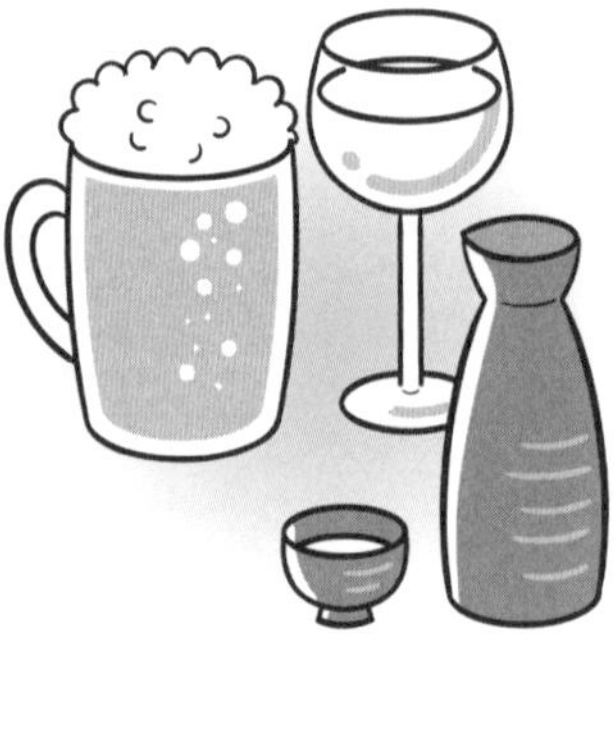

日本酒や白ワイン、ビールにはたくさんの糖質が含まれています。どうしても飲みたければ、量を控えて。

方法

糖質を含まない蒸留酒が安心

お酒には製造方法の違いによっていくつかの種類があります。穀物や果実からつくられたお酒を醸造酒といい、ワインや日本酒、ビールなどがあります。いっぽう、醸造酒に熱を加えてエタノールを蒸発させてつくったお酒が蒸留酒です。

お酒を飲むなら、糖質が含まれていない焼酎やウイスキーなどの蒸留酒がベスト。ただし、焼酎を果汁で割って飲むのは、果糖を摂取してしまうため、お勧めしません。また、糖質を含む醸造酒は控えたほうがよいですが、赤ワインは糖質の含有量が比較的少なく、ポリフェノールの含有量が高いので、適量であれば飲んでも大丈夫です。

効果

量、種類、おつまみを厳選する

肝臓の処理能力を超えるアルコールを摂取すると肝機能が低下することは先述したとおりです。量を抑えて、飲む種類を糖質が少ない蒸留酒に限定し、おつまみもタンパク質や食物繊維たっぷりのものをチョイスすれば、内臓脂肪が気になる人も安心です。

肝臓に負担をかけないお酒の飲み方とは

「飲む前後の食事」「飲む時間帯」「おつまみ」の3点に気をつける

いずれにせよ、お酒を飲むのであれば、肝臓に負担のかからない飲み方をしたいものです。「夜にお酒を飲む」という日は、**朝食と昼食をしっかりと食べること**。太ることを気にして食事を抜くと、かえって逆効果です。特に、空腹状態のままお酒を飲むと、血糖値は急激に上昇しますし、おつまみも食べ過ぎてしまいます。そうなると翌日の朝になっても食欲がわかず、朝食を抜いてしまう……あまりにダメな2日間になってしまいます。

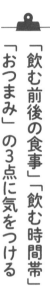

●お酒を飲む日は朝食と昼食をしっかりとる

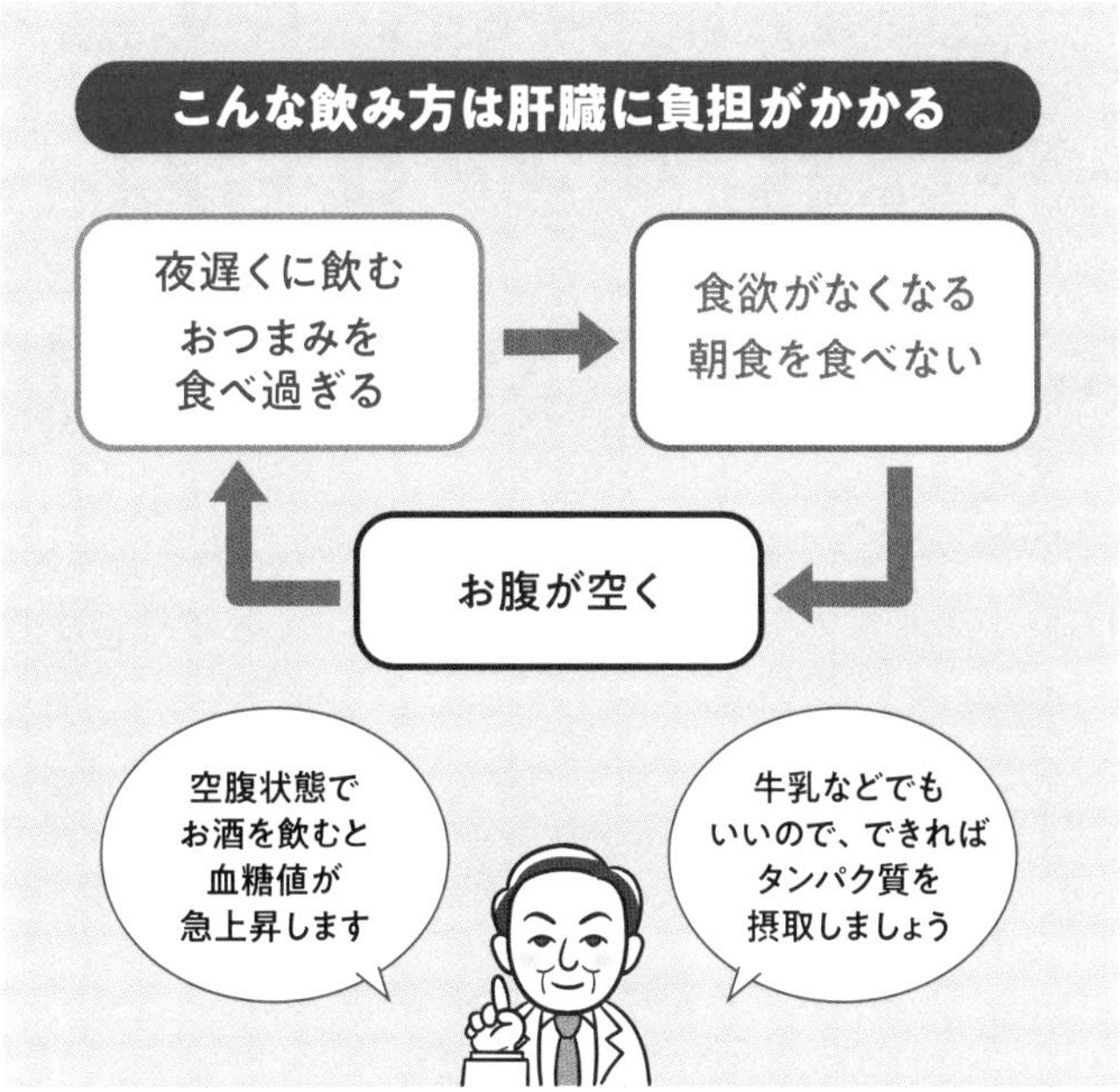

また、飲む時間帯についても気を配る必要があります。22時から翌2時まではBMAL1という、脂肪をため込む酵素を増やすはたらきをもつタンパク質の量がピークに。そのため、**22時までに消化されるよう逆算して飲み始めるのが理想**です。

また、おつまみも**タンパク質から最初に食べる**（→P92）のがお勧め。糖質が多く含まれたおつまみは、お酒といっしょにとると吸収力がさらに高まり血糖値が急上昇しますのでNGです。

脂肪肝にならない嗜好品とのつき合い方.4

くだものは旬のものを少しだけ楽しむ

くだものの食べ過ぎは、 糖質過多につながるのでNG。 あくまで嗜好品と捉え、 常食は避けるようにしましょう。

くだものの糖質量（可食部 100g あたり）

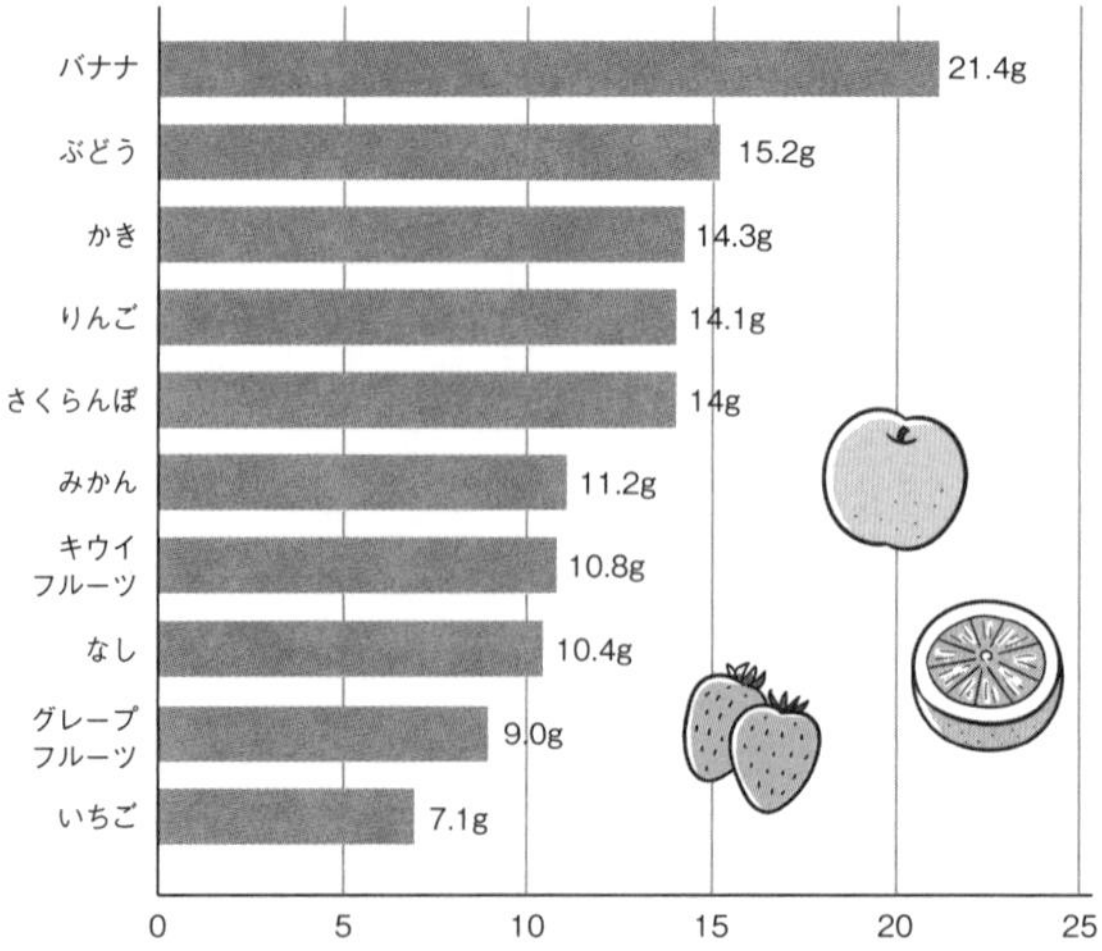

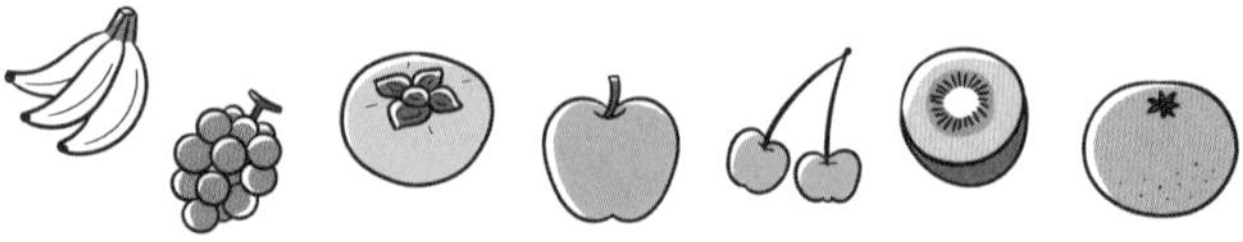

方法

毎朝、くだものしか食べないのは絶対NG

「くだものを絶対食べないでください」というわけではありません。ビタミンやミネラルも多く含まれていますし、食物繊維もたっぷり。からだに悪いわけではないのです。ただし、糖質が多く含まれているのも事実。そのことに十分注意して、「良かれと思って常食するのは避けてください」ということです。

くだものには、旬があります。季節の生りものをとるのはからだにもいいので、旬の時期に楽しむ分には、悪いことはありません。特に朝なら、少々の糖質は1日の活動エネルギーですべて消費されます。特に運動が習慣になっている方は問題ないでしょう。

効果

工夫しながら少量を楽しむのが◎

くだものが大好きでどうしても食べたいという人も少なくありません。そういう人は、必ず運動する、緑茶をいっしょに飲む（↓P156）など、工夫しましょう。昔流行った「りんごダイエット」など、単品でくだものだけを毎日とるのは逆効果。今すぐやめましょう。

せっかく焼酎を選んでも…果汁系飲料の落とし穴

蒸留酒に果汁を加えたら糖質過多に!?

これまでお話ししてきたとおり、適量であればお酒を飲んでも問題はありません。ただし、気をつけなければならないのは、いわゆる甘いタイプのお酒。特に、果汁系のリキュールや果実酒を飲む場合は、要注意です。「甘い＝糖質が含まれている」、これを忘れてはいけません。飲みやすいため、女性は特に、好んで飲んでいるという人も少なくないと思います。ついつい飲み過ぎてしまうという人も多いのではないでしょうか。

また、さきほどもお話したとおり、主にくだものなどに含まれている果糖は、腸に入るとすぐに、そして大量に吸収されてしまいます。また、肝臓で代謝され中性脂肪になります。**せっかく蒸留酒の焼酎をチョイスしても、果汁には糖質が含まれている**のです。酸っぱいレモンやみかんも、果糖ゼロではありませんので、レモンサワー、みかんサワーなども例外ではありません。

また、居酒屋で出される果実系のサワーや市販の缶酎ハイなどには、果糖に加えてシロップが含まれているものもあります。缶酎ハイ1本に約20グラムの糖質が含まれているとすると、3本でごはん茶碗1杯分の糖質をとっているのと同じことに。アルコールと糖質をいっしょにとると、代謝を司る肝臓には大変大きな負担となります。

飲みものの糖質をゼロにしたいのであれば、焼酎かウイスキーを水割りかお湯割り、あるいはロック、ストレートなどで飲むのがいちばんです。ただし、飲みにくいものを無理に飲む必要もありませんので、割るのであれば果実は避けて、ウーロン茶割りや緑茶割りを試してみてはいかがでしょうか。

脂肪肝にならない嗜好品とのつき合い方.5

緑茶を習慣にする

緑茶を飲むと脂肪がたまりにくくなり、 生活習慣病などの予防効果も期待されます。

● 緑茶に期待されるさまざまな効果

脂肪を燃焼する

成分：カテキン
期待される効果：
肝臓などでの脂肪の代謝を活発にする

虫歯をふせぐ

成分：カテキン
期待される効果：
抗菌作用

血圧上昇をふせぐ

成分：テアニン
期待される効果：
血管が拡張される

動脈硬化をふせぐ

成分：カテキン、ビタミンC
期待される効果：
コレステロールを抑制する

方法

**ペットボトルでもOK!
早速始めたい緑茶生活**

緑茶を飲んだ後に感じる苦味に含まれている成分が「カテキン」です。このカテキンの底力がわかり、緑茶にふたたび注目が集まっています。

1回に100mlほどの緑茶を5回ほどに分けて1日500ml程度、飲むのが効果的です。また、帰宅後、緑茶でうがいをしても効果は絶大です（↓P161）。

ふだんコーヒーを飲む習慣がある人は、コーヒーを緑茶に変えてみてください。また、いちいちいれるのが面倒だという人にも朗報なのが、ペットボトルの緑茶でもある程度の効果はあるということ。手軽で効果抜群の緑茶生活、早速始めてみてください。

効果

**マルチに健康効果が
期待できる!**

カテキンはポリフェノールの一種。さまざまな効果がわかっています。

ひとつは脂肪の燃焼効果。糖の吸収も抑え、血糖値の急激な上昇をふせぎます。また、抗菌作用もあり、ビタミンCも豊富。動脈硬化や認知症などの病気を予防するという期待も高まっています。

緑茶に含まれるカテキンで肥満予防

糖の代謝を促進し脂肪が燃えやすいからだに

緑茶に含まれるカテキンには、脂肪の燃焼を促すはたらきのほか、血圧や血糖値を下げたり抗菌作用があったり、健康を保つためにさまざまな効果が期待できることは先述したとおりです。そればかりか、**ＬＤＬコレステロール（悪玉→Ｐ198）値を下げ、中性脂肪を減らし、糖の代謝を促進するビタミンＢ群も豊富**です。

最近ではこれらの機能をうたったペットボトル入りの緑茶がいつでも手に入

るようになりました。これまで飲んでいた缶コーヒーや清涼飲料水、スポーツドリンクなどをペットボトルの緑茶に変えるだけでも、減量効果が期待できます。手軽に始められて続けやすく、メリットずくめです。

いっぽう、昔ながらの「急須に茶葉を入れ、お湯を注いで飲む」飲み方も根強い人気があります。10時と15時には緑茶をいれて休憩するという習慣が残っている家庭も少なくないようです。好みの産地の茶葉を飲み比べてみる、といった緑茶の楽しみ方もありました。**茶葉から入れた緑茶は、カテキンや抗酸化ビタミンなどの成分が十分に抽出されます。**手間をかけた分、高い効果が期待できるのはうれしい限りです。

より効果的なお茶のいれ方をご紹介しましょう。急須に茶葉を入れたら70〜80度のお湯を注ぎ、ふたをして1〜2分ほど蒸らすだけでＯＫ。これで茶葉の成分が十分に抽出されますので、湯のみに注いで飲みましょう。1日の摂取量の目安は500ml程度です。一度に飲むのではなく、数回に分けて飲むようにしましょう。

得たい効果によって緑茶の温度を変える

期待する効果別に適温がある

緑茶の主成分であるカテキンは、ポリフェノールの一種のフラボノイド系に含まれており、お茶特有の苦味成分のもとになっています。カテキンにはエピカテキン、エピガロカテキン、エピガロカテキンガレート、エピカテキンガレートなどの種類がありますが、エピガロカテキンガレートが緑茶抽出液中、半分以上の割合を占めています。エピガロカテキンガレートは、カテキンの中でももっとも抗酸化作用があるのが特徴で、その効果はビタミンCの数十倍ともいわれています。老化をふせぐ効果が期待されていたり花粉症などのアレルギー症状を抑えたりなど、抗ウイルス作用もあります。うがいをしてそのまま飲めば、咽頭に残ったウイルスもいっしょに胃に送り込まれて胃酸で死滅させられます。

緑茶に含まれるカテキンの約7割は、残念ながらお茶を抽出した後の茶葉に残ってしまいますが、せっかく緑茶を飲むのであれば、習慣を変えるだけの効果を期待したいもの。コーヒーが大好きな人が緑茶に切り替えるには、それなりの意思が必要となるので、なおさらです。

ポイントは緑茶をいれる際のお湯の温度です。実は、**お湯の温度によってカテキンの含有率が異なり、エピガロカテキンは低い温度で効果が得られるのが特徴。**免疫力アップを期待する場合は、氷水で入れるなどして、水出し緑茶を楽しんでみては。

一方、**エピガロカテキンガレートの場合は、20度以下の低い温度だと成分が抽出されにくくなるため、お湯の温度は70~80度が適温です。**花粉症などのアレルギー症状に悩む人は、温かい緑茶を習慣にしてみるといいですよ。

意外に影響が大きい飲みもの

吸収の速い糖分を含んでおり
中性脂肪値や血糖値が上昇しやすい

1日のうち、飲みものをどれくらい口にしているか、把握していますか？なんとなく口にしている、という人も少なくないと思いますが、まさにチリも積もれば山となる。というのも、飲みものにはいろいろな食品成分が含まれており、からだに与える影響は、見過ごしにできないからです。

例えば「からだにいいから」とフルーツジュースや野菜ジュース、スポーツドリンクなどを習慣にしている人も多いと思います。毎日飲んでいるからこそ、

●1日に何をどの程度飲んでいるのか確認してみよう

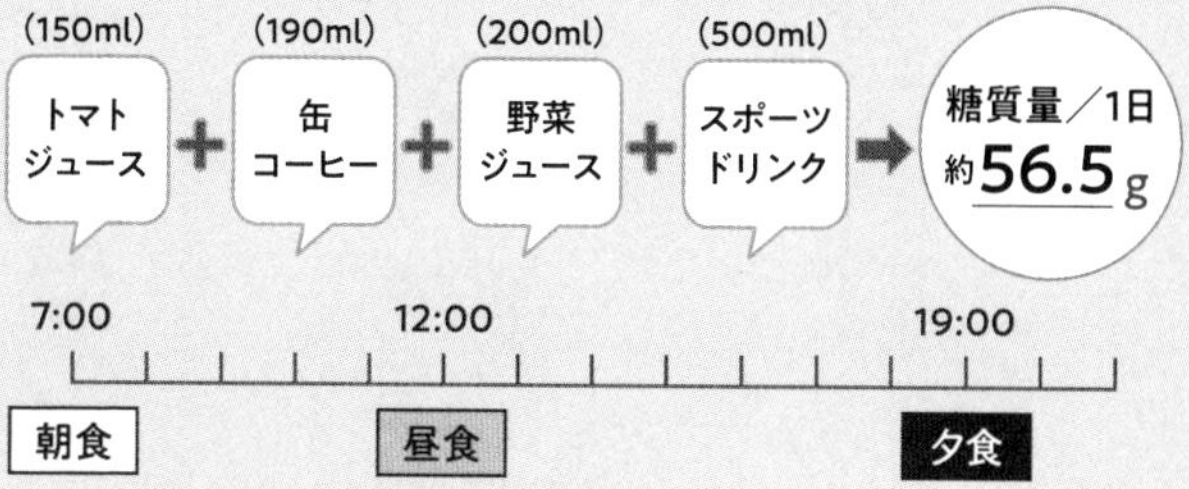

主な飲料の糖質量の例

(100mlあたり)

トマトジュース	糖質 4.0g
缶コーヒー	糖質 8.2g
コーラ	糖質 11.4g
野菜ジュース	糖質 4.7g
スポーツドリンク	糖質 5.1g

「日本標準食品成分表（八訂）増補 2023 年」を参考に編集部にて作成

市販の飲料に何が含まれているのか、いちいち確認する人はそう多くないでしょう。ですが、実はこういった清涼飲料水には、意外に多くの糖質が含まれているのです。しかも、**飲みものに含まれる糖質は吸収が速いため、中性脂肪値や血糖値が上昇しやすくなります。**いつも飲んでいる飲みものが、実は脂肪肝の原因になっていた、ということもあるのです。

まずは日常的にどのような飲みものをどの程度飲んでいるのか整理してみましょう。

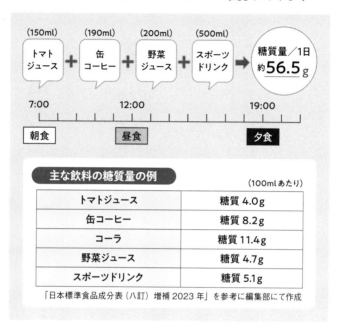

NG

タバコ＝やせるは迷信！百害あって一利なし

タバコは脂肪肝の原因になり脂肪も燃焼できなくなる

嗜好品であるタバコが動脈硬化や肺がんの原因となることについてはよく知られていますが、実は肝臓にも悪影響を与えるということは意外と知られていません。ですが、タバコはＨＤＬコレステロール（善玉。↓Ｐ１９６参照）を減少させることがわかっており、脂肪肝の遠因となるのです。

また、一部でタバコはダイエットに良いと思われているようですが、それは大きな誤りです。たしかに、禁煙をすると味覚や嗅覚が改善され、食事がおいしく感じられ、一時的に体重が増える人がいます。そのため、タバコを吸うことで食欲が減り、やせられるといった迷信があります。

ですが、喫煙は、体内に活性酸素を発生させます。それだけでなく、タバコの煙自体にも活性酸素のひとつである過酸化水素が含まれています。**活性酸素が体内にあふれると、脂肪が燃焼できなくなります。**つまり、太りやすくやせにくいからだになってしまうということです。

また、タバコにはニコチンやタールなどの有害物質が多量に含まれており、これが歯周組織に影響を与え、歯周病にかかりやすくなるといわれています。1日に10本以上喫煙すると、歯周病にかかる危険性が5.4倍に、10年以上吸っていると4.3倍に上昇し、重症化しやすくなるという統計データもあります(日本臨床歯周病学会)。歯周病と脂肪肝の関係は、P106でも説明したとおりです。

喫煙は百害あって一利なし。世界的な禁煙の流れに乗り、すっぱりとやめてしまいましょう。

COLUMN

嗜好飲料の糖質量は意外に高い！

意外に注意が必要なのが嗜好飲料。 食べものより糖質が低いと思われがちですが、糖質量はなかなかのもの。中でもスポーツドリンクや野菜ジュースには予想以上に糖質が含まれているので注意しましょう。

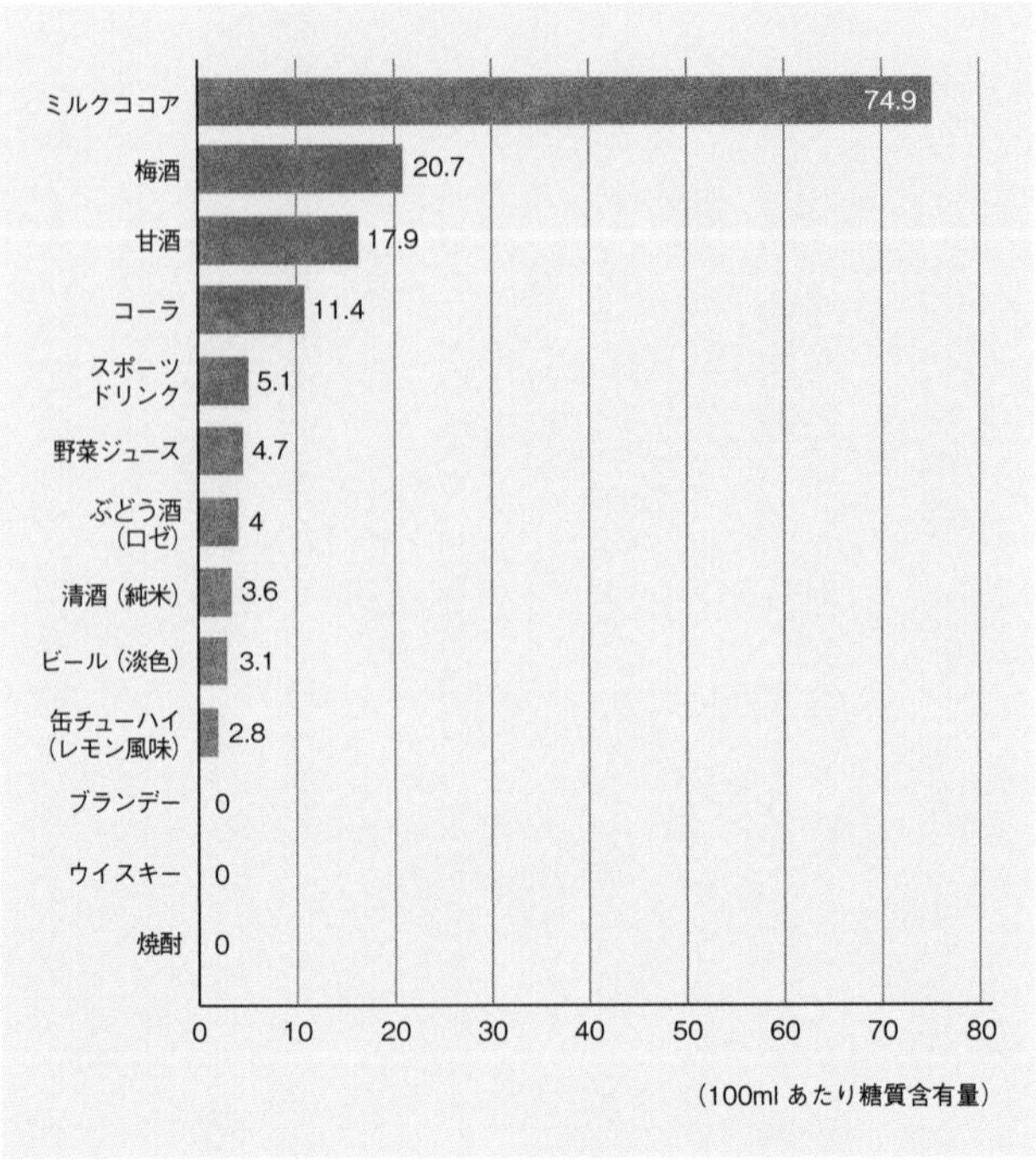

第5章

脂肪の正体を知っていますか？

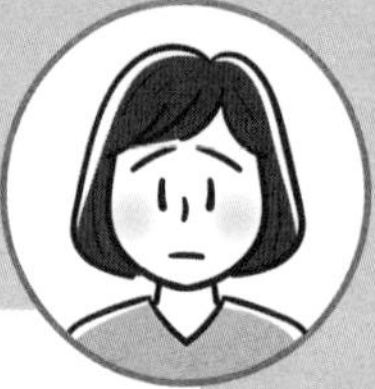

何かと悪者の脂肪ですが、
太って見える以外に
弊害があるのでしょうか？

実は脂肪は、生命維持になくては
ならないもの。でも、増え過ぎると
健康に支障を来します

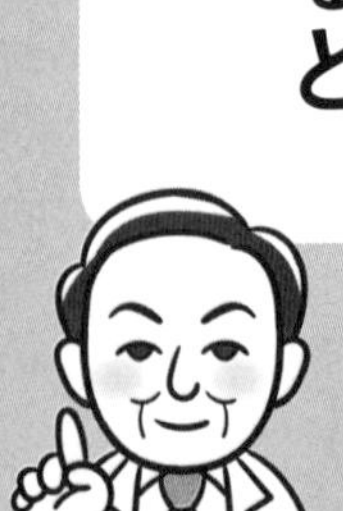

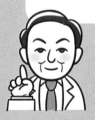

脂肪の重要な役割と増え過ぎるとまずい理由

「脂肪」＝「肥満の原因」といったイメージがあるかもしれませんが、本来、脂肪は、エネルギーを蓄えたり体温を調節したり、内臓を衝撃から保護するといった、生命維持に欠かせない重要な役割を担っています。

脂肪（脂質）には、大きく分けて中性脂肪とコレステロールがあり、コレステロールはさらに、悪玉といわれるＬＤＬコレステロールと善玉といわれるＨＤＬコレステロールに分けられます。

よく耳にする「体脂肪」とは、からだに蓄えられた脂肪の総称です。**脂肪が増え過ぎると、健康やＱＯＬ（生活の質）に大きく影響してしまいます。**特に、内臓脂肪や血液中の中性脂肪が増えるとＬＤＬコレステロール（悪玉）が増加して、ひどい場合は動脈硬化を引き起こしてしまいます。

中性脂肪とコレステロールは肝臓でつくられる

悪者にされがちな中性脂肪とコレステロールにも役割がある

中性脂肪もコレステロールも、どちらも脂質（脂肪）で、肝臓でつくられます。**中性脂肪は、糖質やタンパク質とともにからだを動かすエネルギー源であり、体温を保ったり内臓を衝撃から守ったりするはたらきがあります。**

いっぽう、コレステロールは、増え過ぎると動脈硬化や脂質異常症などの原因になることが知られています。そのため、からだによくないといったイメージをもっている人も少なくないでしょう。しかし、まったく不要かというと、そんなことはありません。**体内のコレステロールの量は100〜150gほどで、生命を維持するための重要な役割を担っている**のです。

コレステロールの役割としてまず挙げられるのが、細胞膜という生体膜の構成成分であるということ。人間のからだには約37兆個の細胞があり、細胞膜によって細胞の内部が保護されているとともに、細胞膜を通じて細胞外部の物質やエネルギーの出し入れが行われています。また、外部の有害物質が細胞内に侵入してくるのをふせいでいるのも細胞膜のはたらきによるものです。そのほか、コレステロールは、ステロイドをはじめとするさまざまなホルモンや脂質（脂肪）の消化と吸収を助けるはたらきをもつ胆汁酸を形成するための材料にもなっています。

コレステロールには、ＬＤＬコレステロール（悪玉）とＨＤＬコレステロール（善玉）のふたつがあると、従来いわれてきました。中性脂肪とコレステロールの増減には深いかかわりがあり、中性脂肪が増えるとＬＤＬコレステロールが増え、さらに小型化して超悪玉化することが報告されています。

動脈硬化ってどんな状態？

脂肪過多の行き着く先は脳梗塞や心筋梗塞

さて、中性脂肪やコレステロールが増え過ぎると、血管がつまったり硬くなったりして（動脈硬化）、症状が進むといずれ脳梗塞や心筋梗塞を引き起こすことがわかっています。ここでは血管がつまり、動脈硬化が起こるメカニズムについて説明します。

ＬＤＬコレステロール（悪玉）や小型ＬＤＬコレステロール（超悪玉、Ｐ１７４参照）が血管の内側に入り込むと、マクロファージという白血球がそれを

●動脈硬化はこのようにして起こる

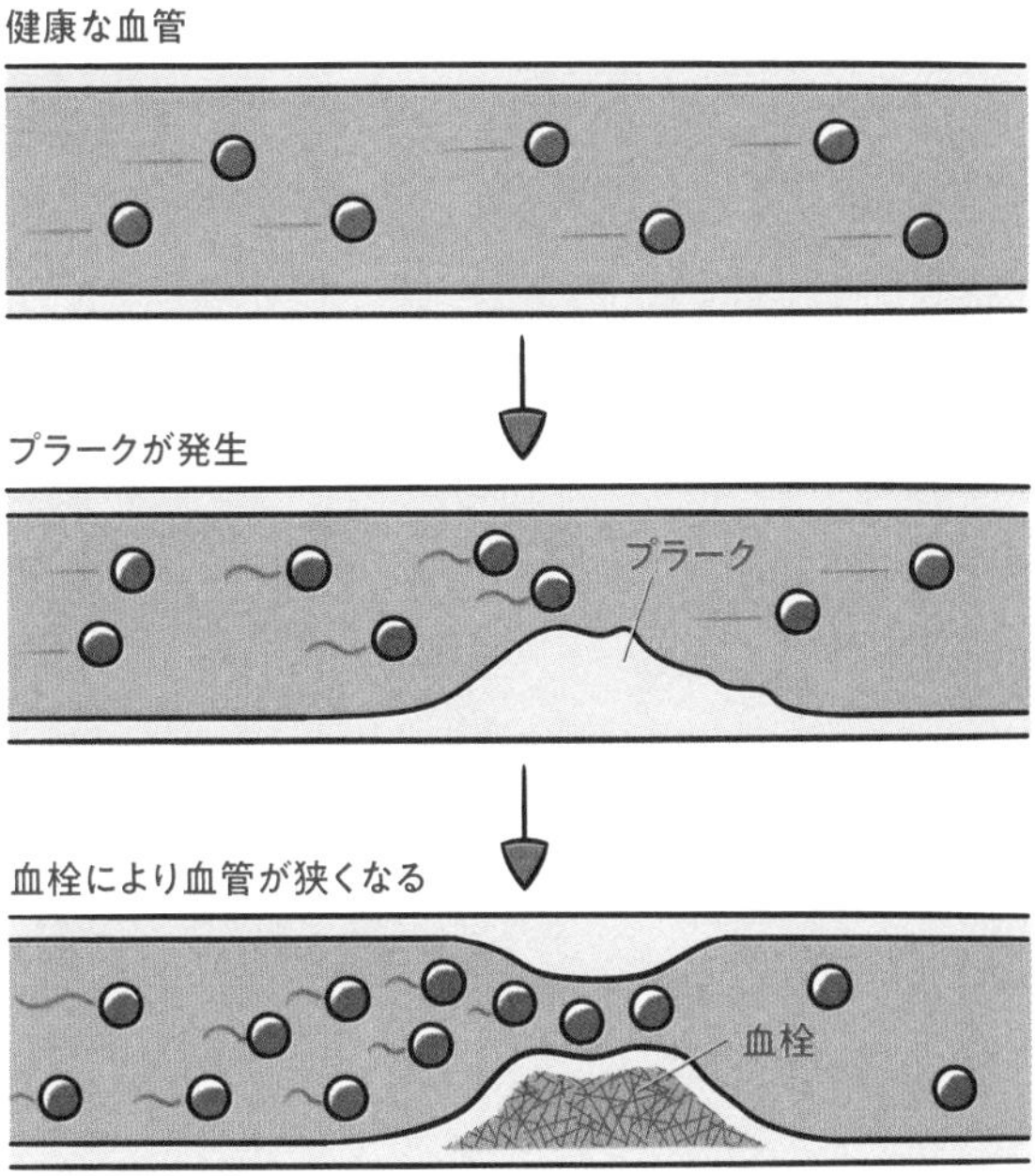

食べて処理を行いますが、その後にプラーク（粥腫《じゅくしゅ》）が残ります。マクロファージが処理しなければならない**脂肪が増えればプラークは蓄積され、内膜（血管壁）は厚くなっていきます。**そうして血管が狭くなると、血液が流れず塊（血栓）となり、動脈硬化が起こります。

この恐ろしい**動脈硬化の原因となるのが、高血圧や糖尿病、脂質異常症や肥満といった生活習慣病**です。脂肪が増加すると生活習慣病や動脈硬化、果ては重篤な病気の原因となります。

LDLコレステロール（悪玉）は増え過ぎると小型化して超悪玉に！

総コレステロール値は高くても問題ない大切なのは善玉と悪玉のバランス

コレステロールは、脂質の一種です。そのままでは血液に溶けないので、脂質と結合して血中運搬するはたらきをもつアポタンパクと合わさることによって、HDLコレステロールとLDLコレステロールに分かれて体内を巡ります。HDLコレステロールは善玉で、増え過ぎたコレステロールを肝臓に戻し、代謝を進めるはたらきがあります。いっぽう、LDLコレステロールは悪玉で、余分なコレステロールを全身に撒き散らし、血管を傷つけて動脈硬化を引き起こします。

●大切なのは善玉と悪玉のバランス

健康診断では、LDLとHDLの値を出します。以下の方法で計算してみてください。

LH比

＝

LDLコレステロール

÷

HDLコレステロール

1.5以下は正常、2.0～2.4は動脈硬化の疑いあり。2.5以上は、血栓がある可能性があります。心筋梗塞や脳梗塞のリスクも考えられます。高血圧や糖尿病、心筋梗塞などの基礎疾患がある人は、1.5以下にしましょう。中性脂肪とコレステロールを総合的にコントロールする必要があります。

　では、ＬＤＬはないほうがよいのかというと、そうではありません。Ｐ170でも説明したとおり、コレステロールは、細胞膜の材料となるなど、重要な役割があります。**大切なのはＬＤＬとＨＤＬのバランスで、これをＬＨ比といいます。**

　ＬＨ比のバランスが崩れるのは、中性脂肪が増えるからです。中性脂肪が増えるとＨＤＬ（善玉）が減り、ＬＤＬ（悪玉）が増え、さらに小型化して酸化しやすくなります。これを小型ＬＤＬコレステロール（超悪玉）といいます。

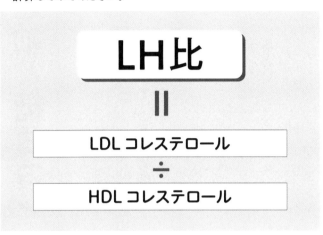

超悪玉小型LDLコレステロールは運動と糖質コントロールで撃退！

小型LDLコレステロールは動脈硬化を、ひいては重大な病気を引き起こす

さて、ここでは超悪玉の小型LDLコレステロールについて、もう少し詳しくお話しししていきましょう。小型LDLコレステロールはLDLコレステロール（悪玉）が小型化したもの。**LDLコレステロールは、中性脂肪が増えるといっしょに増え、さらに小型化してしまう**のです。この小型LDLコレステロールがとてもやっかい。小型LDLコレステロールはその名のとおり小さいので、血管の内壁に入り込みやすいのです。血管の内壁で、活性酸素に

より酸化し、小型ＬＤＬコレステロールとなって動脈硬化の原因となり、脳卒中や心疾患など、重大な病気へと進んでいきます。

小型ＬＤＬコレステロールを減らすには、Ｐ１７４で説明したＬＨ比を下げる必要があります。ＬＨ比を下げればＬＤＬ（悪玉）が減るので、小型ＬＤＬコレステロールも減るからです。さらに、ＬＤＬが下がれば中性脂肪も下がりますので、一石二鳥。**脂質は、トータルで見ていく必要があるのです。中性脂肪とＨＤＬ、ＬＤＬ、そして小型ＬＤＬコレステロールを、トータルで見ていく必要があるのです。**

では、ＬＨ比を下げるにはどうしたらよいでしょうか。すでにお話ししましたが、コレステロールにも役割があるので、総コレステロール値を下げるのはよくありません。ＬＨ比の計算式（→Ｐ１７５）をもう一度見てみましょう。ＬＤＬ（悪玉）の値をＨＤＬ（善玉）で割るのですから、ＨＤＬを増やせば、ＬＨ比は下がりますね。ただし、ＨＤＬは、食べものから摂取できません。増やすために有効な手段は運動です。なぜなら、中性脂肪が減ればＨＤＬが増えるからです。強いていえば脂肪を燃やす有酸素運動がもっとも効果的です。

COLUMN

魚介類の糖質は調理法にも注意

肉類同様、 魚介類には糖質があまり含まれていないので心配する必要はありません。 ただし、 うなぎのかば焼きなど、 料理法や使う調味料によっては糖質の含有量が高まることがあります。

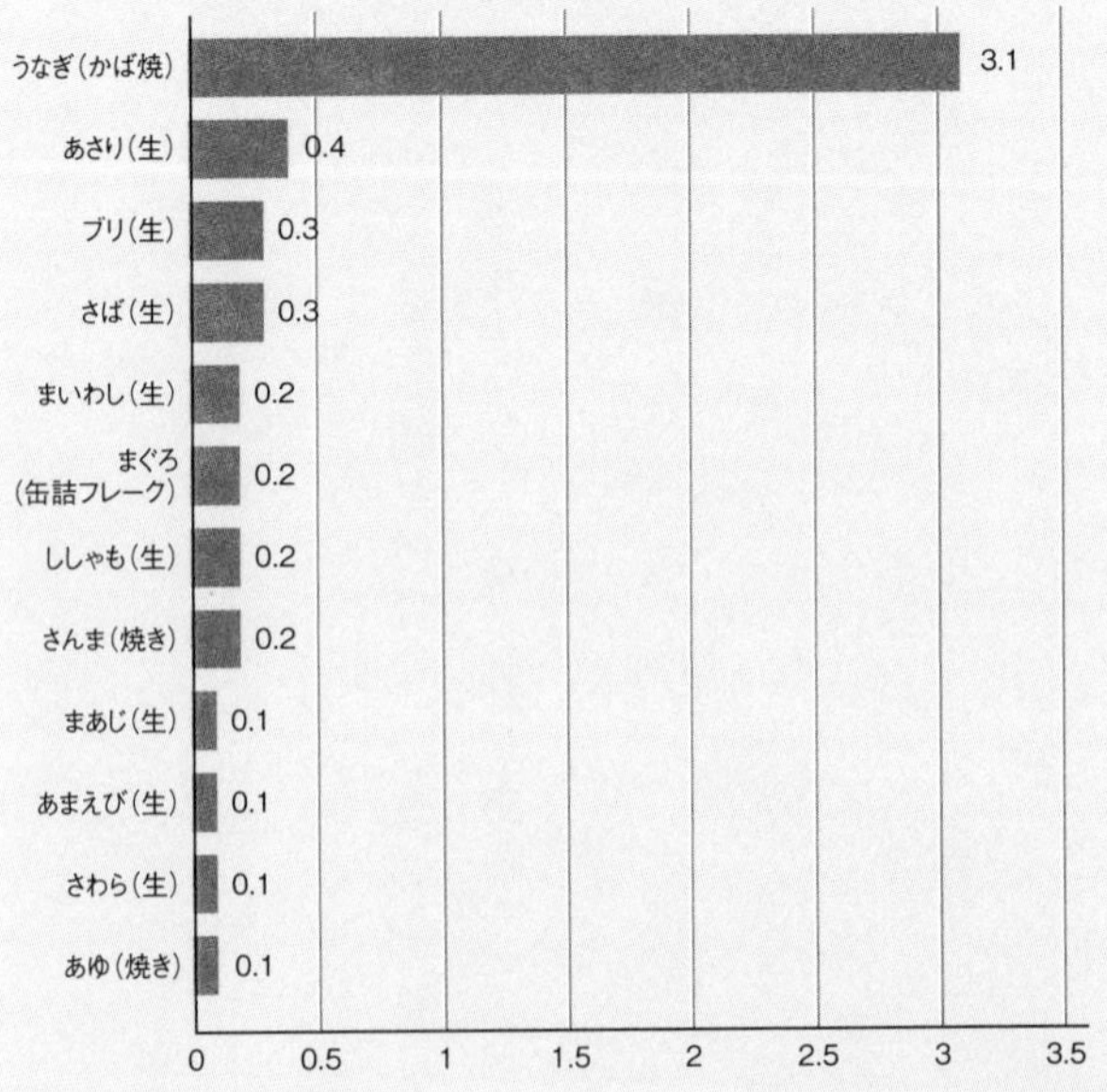

(可食部 100g あたり糖質含有量)

第6章

健康診断結果から隠れた脂肪をあぶり出す

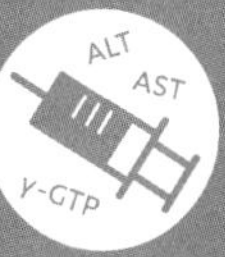

ここでは、健康診断の数値の基準値や、著者が考える目標値を紹介しています。数値は高すぎても、低すぎてもよくありません。お手持ちの健康診断結果に記載されている基準値と合わせてご覧ください。

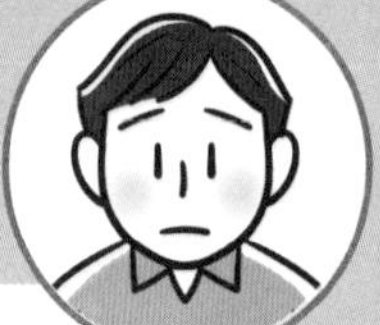

数字とアルファベットだらけの健康診断結果の見方を教えてください

健康診断は生活習慣の通知表です。昨年の結果と比較し、脂肪を効率的に落としましょう

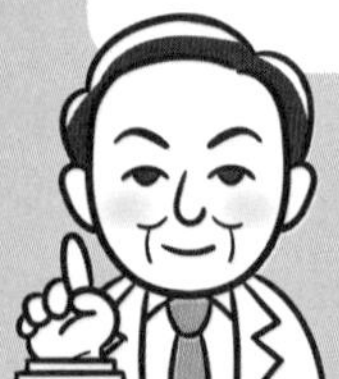

健康診断の数値を確認して生活習慣の改善に取り組もう

実は、健康診断を受けることによって、自分のからだのどこに脂肪がついているのか、わかります。太っていなくても脂肪肝だったり血液がドロドロだったりすると、血液検査でわかりますし、体重は多くても体脂肪が少なければ、筋肉量や骨量が多いということになります。

会社員の方なら1年に1度、同じ時期に健康診断を受ける機会があると思います。**今年の健康診断は、昨年の結果によって改善した生活習慣の通知表。**そう考えて比較したり利用したりしてほしいと思います。

この章では一般的な健康診断の血液検査でわかる数値の見方について説明します。健康診断を受けたら第6章を確認し、第2〜第4章の生活習慣の改善に取り組んでみてください。1年後、すばらしい結果が待っているはずです！

この数値に注意!

ALT

肝機能の代表的な指標となるのがAST(アスパラギン酸アミノトランスフェラーゼ)とALT(アラニンアミノトランスフェラーゼ)です。

基準値30U/L以下

目標値16U/L以下

肝機能の代表的な指標となるのがP184で説明するASTとこのALTです。心筋や骨格筋など、肝臓以外にも含まれているASTと比べ、ALTはその多くが肝臓に存在しています。そのため、今、肝臓がどの程度炎症を起こしているのかなど、肝機能障害をみつける手かがりとなります。

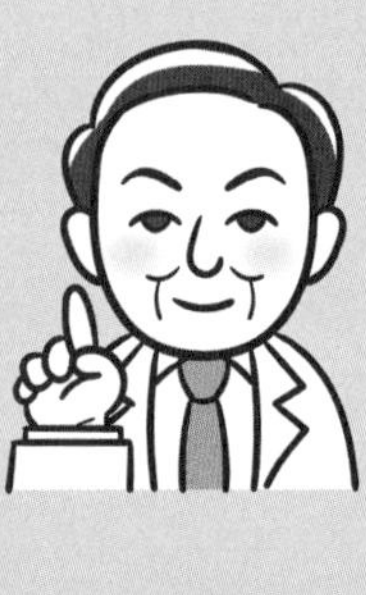

基準値内だからと安心していたら危険 17U／Lを超えたら脂肪肝の可能性大

例えば、ALTの値が正常でAST（↓P186）値のみ上昇しているという場合であれば、肝機能は保たれていると考えられます。

ですが、ASTの値が正常でALTが上がっている場合は、アルコール性以外の急性肝炎か、あるいはウイルス性の肝炎が疑われます。ASTもALTも高い場合は、アルコール性を含めた肝機能障害全般の疑いがあります。

このように、ASTとALTは、それぞれ単独ではなく、併せて確認することが必要です。

基準値は30U／L以下ですが、少々厳しめにお伝えすると、17U／Lを超えたら隠れ脂肪肝が疑えます。ただし、病気が肝硬変にまで進行すると、数値は逆に低くなるので注意が必要です。

ALT30U／Lを超えたら病院へ「奈良宣言2023」

肝臓疾患の克服に向け
肝疾患の早期発見、早期治療をめざす

ＡＬＴは、心臓や骨格筋にも含まれているＡＳＴとは異なり、その大半が肝臓のみに存在しています。そのため、肝機能の代表的な指標のひとつと考えられています。肝臓に何らかの障害が起きたときには、肝細胞から漏れ出てきます。

基準値は30Ｕ／Ｌ以下で、保健指導の判定値は31〜50Ｕ／Ｌとなっているのですが、最近この数値に対する見直しが広まっています。というのも、

２０２３年6月に開催された日本肝臓学会総会で「奈良宣言２０２３」が発表されたからです。

「奈良宣言２０２３」では、**ALTが30U／Lを超えた場合は、かかりつけ医を受診するよう**国民に広く呼びかけています。さらに、医師に対しても注意喚起がなされました。消化器系の自覚症状がなく別の科を受診した患者のＡＬＴの数値が高かった場合など、必要があれば、**消化器の専門病院等での精密検査を勧めるよう患者を促す**ことが、広く医師に推奨されたのです。

実は、日本の健康な成人の約15％がＡＬＴ値30を超えているとの報告もあります。恐ろしいことに、ＡＬＴ30以上の場合、肝臓の組織を一部採取し、検査を行う肝生検で、肝組織に慢性炎症性変化が確認されることが少なくないのです。これらのことから、決して甘く見ず、早めに専門医を受診することが肝要であると、改めて見直されてきています。

「奈良宣言２０２３」は肝臓疾患の克服に向け、肝疾患を早期発見して早期治療につなげることが目的とされています。

この数値に注意!

AST

アルコール性脂肪肝では、このASTの数値が上がります。ASTがALTより高ければ、少し酒量を抑える必要があります。

基準値30U/L以下

目標値16U/L以下

ASTは、肝臓に多く含まれている酵素で、アミノ酸の代謝に関与しており、肝細胞が壊れたときに血液中にあふれ出てくることで値が上昇します。ASTとALT（→P182）ともに、17U/L以上の場合は脂肪肝になり始めているというデータもあり、私は「隠れ脂肪肝」と呼んでいます。また、AST値が半年以上高い状態が続く場合は、慢性肝炎と診断されます。

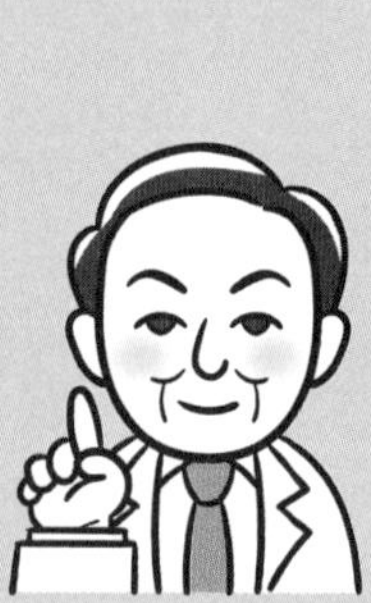

ふたつの値を比較して健康状態を判断する

ＡＳＴは肝臓だけでなく、心臓の筋肉や骨格筋などにも多く含まれているため、心筋梗塞や筋ジストロフィーなどでも数値が上昇します。そのためＡＬＴ値と比較することで判断していきます。例えば、ＡＳＴ値のみが高値を示す場合は、肝臓以外の病気である可能性があり、ＡＬＴ値よりも高いようであればお酒の飲み過ぎが考えられます。また、ＡＳＴは肝臓だけでなく、骨格筋にも含まれているため、激しい運動を行うことでも数値が上昇します。検査を受ける前には激しい運動を控えるようにしましょう。

保健指導の判定基準となるのは31～50Ｕ／Ｌ、51Ｕ／Ｌ以上は受診勧奨が推奨される判定値となります。脂肪肝を警戒するなら16Ｕ／Ｌ以下にコントロールしましょう。

この数値に注意!

γ-GTP

タンパク質を分解する酵素のひとつ。アルコールによく反応するため、日常的にお酒を飲む人では肝障害がない場合でも高くなることがあります。

基準値50U/L以下

目標値30U/L以下

最近、アルコールとは関係のない非アルコール性脂肪性肝炎（NASH）でも、γ-GTPが上昇することがわかってきました。特にストレスとのかかわりで上昇することがあるため、注意が必要です。NASHは食事や生活と深くかかわっているため、手遅れになる前に生活習慣を見直すなど、早めの対策をとって病状を進展させないように注意しましょう。

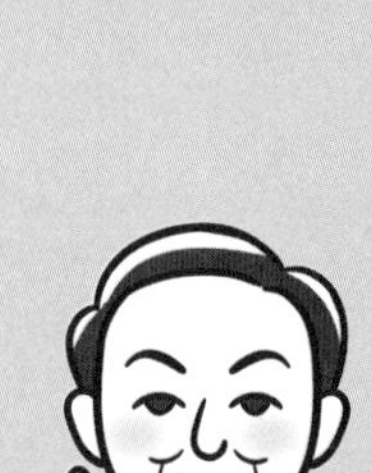

お酒を控えても改善がみられない場合はストレスを減らす工夫が必要

飲酒をしていた人がお酒をやめると、γ‐GTPが劇的に改善されることがあるため、飲酒の習慣があるかどうかを知るための指標ともなり得ます。**γ‐GTPの基準値については、51U／L以上になると生活習慣の改善が必要となる**保健指導の判定値となります。また、101U／L以上になると、病院への受診が推奨されます。

ただし、P136でも説明したように、近年では、γ‐GTPの数値は、ストレスでも上がることが知られています。**ふだんお酒を飲まない人が高い数値を示す、あるいはお酒を控えても数値が改善しない場合は、その原因はストレスかもしれません。**ストレスのまったくない生活はあり得ませんが、適度に発散したり、睡眠や入浴で解消したりするとよいでしょう。

この数値に注意

アルブミン

血液中には100種類を超えるタンパク質があり、それらすべてを総タンパク(TP)といいます。その大部分を占めているのがアルブミンです。

基準値4.4以上

目標値4.8以上

アルブミンは栄養状態を知る手がかり。食事量が減ったりタンパク質の摂取量が不足したりすると低アルブミンとなります。特に高齢者の場合、アルブミンを低いままにしておくと、筋肉量が減少するサルコペニアやフレイルへのリスクが高まり、QOL(生活の質)やADL(日常生活動作)が低下してしまいます。

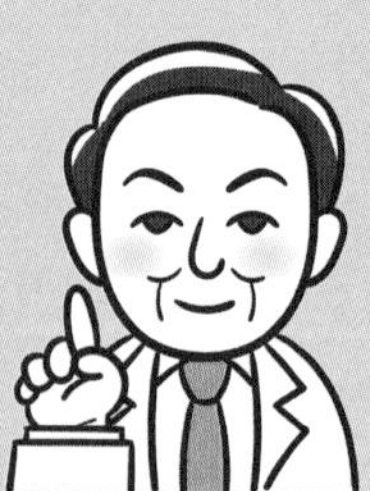

アルブミンはほとんどが肝臓で産生される

アルブミンは、そのほとんどが肝臓で産生されるため、肝臓がダメージを受けるとタンパク質を合成する能力が落ちて、総タンパクの値（ＴＰ）が低下します。その総タンパクの60～70％を占めているのがアルブミンです。

アルブミンは肝臓でのみ合成されるため、肝障害など肝臓の異常を知る指標となります。アルブミン値が低い場合には脂肪肝や肝硬変、肝不全、肝臓がんなどが疑われます。

アルブミン値は、運動で増やすことができます。スロースクワットやヒールレイズなどの軽めの筋トレがお勧めです。

数値が5．0を超えてくると、髪やツメがつやつやになるなど、脂肪が減る以外の効果も実感できるようになります。

この数値に注意!

血圧

心臓から送り出された血液が血管を押し広げるときの圧力のこと。収縮期血圧は心臓が収縮するときの値で、拡張期血圧は全身の血液が戻ってくるときの値です。

基準値130/85mmHg未満

目標値120/80mmHg以下

血圧は、心臓から出る血液の量と血管の硬さ（流れやすさ）によって決まります。動脈硬化などで血管が硬くなると血圧が高くなるのはこのためです。また、血圧は1日のうちでも上がったり下がったり、常に変動しています。したがって、1日に複数回、できれば朝と夜など、決まった時間に測ることをお勧めします。

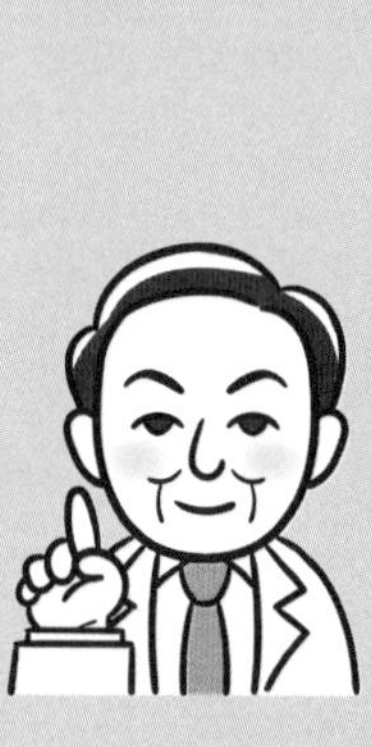

自覚症状はほぼないが重篤な病気の原因となる高血圧症

数値を記録すると血圧を見える化できるので、自分の血圧の状況を把握することができます。紙に書き出すのでもいいですし、最近ではスマホのアプリなどに使い勝手の良いものがたくさんあります。

朝であれば起きて1時間以内、できれば朝食をとる前に、夜であれば寝る前に測るのがよいでしょう。**なるべく毎日決まった時間に測るなど、習慣づけられればベスト**です。

血圧の値については、**収縮期血圧が130mmHg以上、拡張期血圧が85mmHg以上ある場合は生活習慣の改善が必要**となり保健指導の対象となります。また、収縮期血圧140mmHg以上、拡張期血圧90mmHg以上になると病院への受診が推奨される受診勧奨の対象となります。

「脂肪肝」にノックされたらすぐに生活習慣病がやってくる！

高血圧であると診断されたら脂肪肝も疑って

「隠れた脂肪をあぶり出す」ために、なぜ血圧に注目しなければならないのでしょう。これには、実は理由があります。それは、脂肪肝が高血圧を含むあらゆる生活習慣病の大もととなっているからです。**生活習慣病は、どれもが血管の病気です。**脂肪が血中にあふれることで、動脈はつまり、動脈硬化が進みます。脂肪が血中にあふれるのは、肝臓の代謝機能がうまくはたらかないか、中性脂肪やLDLコレステロールが増え過ぎてしまうからです。

●脂肪肝が生活習慣病の入り口

脂肪肝からあらゆる生活習慣病に枝葉が広がっていきます。その根幹にあるのは、「よくない生活習慣」。糖質過多、運動不足、喫煙、早食いは、やがて脂肪肝から高血圧、そして生活習慣病へと進行していきます。

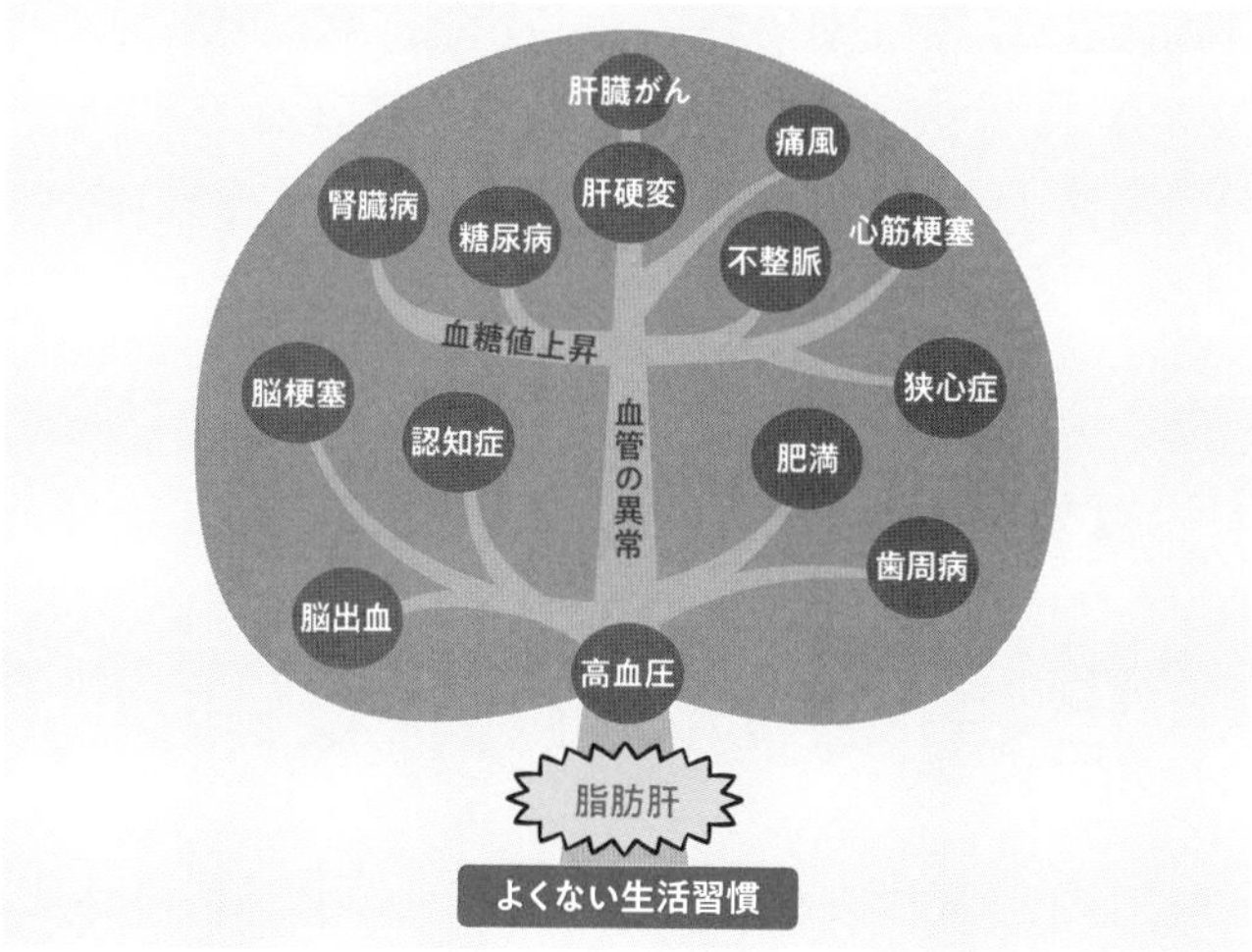

上の図をご覧ください。脂肪肝は、根に近い樹の幹、あらゆる生活習慣病は枝葉です。脂肪肝は血液ドロドロや高血圧などの血液・血管の異常の原因となり、症状が進めば脳梗塞や心筋梗塞などの重篤な病気を引き起こします。

生活習慣病という扉にノックをするのが脂肪肝。次に血圧が上がってきます。高血圧を指摘されたら、脂肪肝かどうかも確認してみてください。かなりの人に、ASTやALT、γ-GTPなどにも異常が認められるはずです。

この数値に注意

HDLコレステロール

血液中のコレステロールを回収して肝臓へ戻すはたらきをしており、善玉コレステロールとも呼ばれています。数値は高いほうがいいとされています。

基準値40mg/dL以上

目標値60mg/dL以上

LDLコレステロール（→P198）は似た名前ですが悪玉といわれ、数値が高いとよくないとされていますが、HDLコレステロールで割ったときに1.5以下であれば問題はありません（→P175）。HDLコレステロール値の割合を上昇させるには、運動すること。自分の体重を利用した簡単な筋トレやふだんより少し速いペースのウォーキングなどがお勧めです。

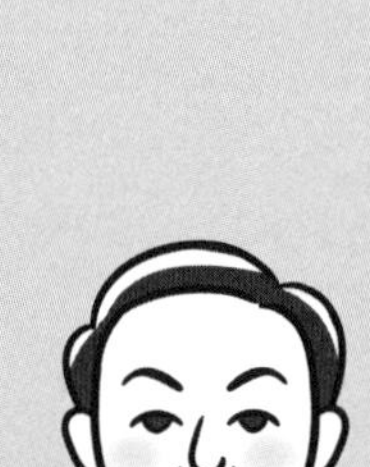

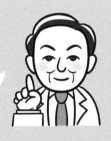

大事なLH比を計算してみよう

HDLコレステロールは、血液中のコレステロールを回収して肝臓に戻す役割を担っているため、善玉といわれています。つまり、HDLの割合が高いと、血管はすこやかな状態を保つことができるのです。ですが、ただ高ければよいというわけではありません。また、ひと昔前だと、総コレステロール値が高いのはよくないとされていましたが、そういうことでもありません。コレステロールは、HDL（善玉）と、LDL（悪玉）のバランスで見ることが大切なのです。

健康診断では現在のところ、HDLとLDL、そして病院によっては総コレステロールの値がわかります。HDLとLDLのバランス、LH比は、P175の方法で計算してください。

この数値に注意

LDLコレステロール

肝臓で合成された脂質は全身に運ばれますが、このとき、コレステロールを運んでいるのがLDLコレステロールです。

基準値 140mg/dL未満

LDLコレステロール140mg/dL以上かHDLコレステロール39mg/dL以下の場合、「脂質異常症」と診断され、医療機関にかかることを勧められます。本書でも、脂質異常症の基準値、目標値を記しておきます。しかし、現在ではLH比が重要とされています。また、超悪玉の小型LDLコレステロールにも注目が集まっています。

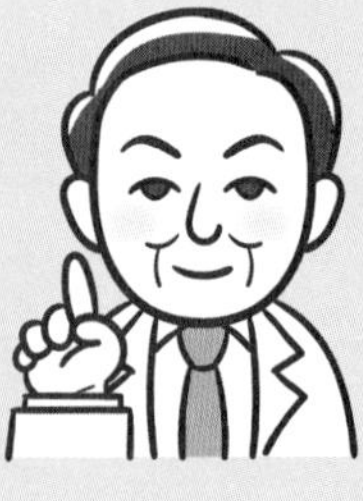

小型LDLコレステロールの増加はさまざまな数値から推測する

LDLコレステロールが増え過ぎると、小型化して小型LDLコレステロール、つまり超悪玉になるということは、これまでも説明してきました。ですが、現在のところ、小型LDLコレステロールの測定方法はまだ普及していません。

①中性脂肪の数値が300mg／dL以上ある
②HDLコレステロールの数値が40mg／dL以下である
③HbA1cの数値が7％以上ある

私のクリニックではこの3項目すべてに当てはまると、小型LDLコレステロールが増えていると診断します。あるいは単独で**中性脂肪が500mg／dLを超えている場合**も注意が必要です。ちなみに、男性のほうが、中性脂肪が多い傾向にあります。

この数値に注意！

中性脂肪

中性脂肪は、からだの中にある脂質のひとつで、体脂肪に多く含まれており、人が活動するためのエネルギー源となっています。トリグリセライド（TG）も呼ばれます。

基準値150mg/dL未満

目標値100mg/dL以下

中性脂肪が上昇する原因の多くが食事です。特に甘いものやアルコールは中性脂肪を増やしやすいので、食べ過ぎや飲み過ぎには注意しましょう。また、運動不足も中性脂肪を増加させる要因となります。中性脂肪とLH比は運動で改善することが多いので、日々の生活の中に運動習慣を取り入れていくようにしましょう。

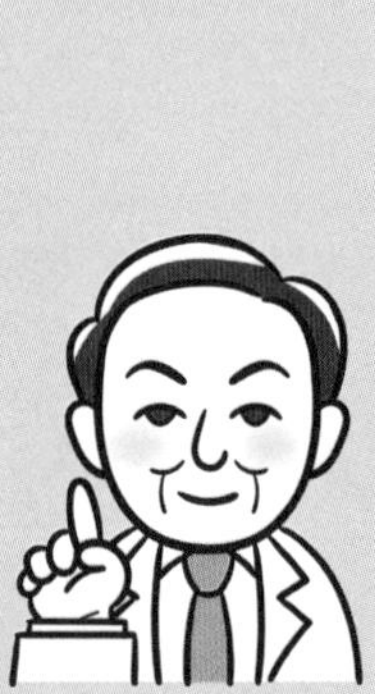

中性脂肪値が増えると体脂肪も増える！

中性脂肪は、からだを維持するのに必要なエネルギーになったり体温を保ったり、外部の衝撃から臓器を守るなど、からだにとって必要不可欠なものです。ただし、エネルギー源として使われなかった中性脂肪は、内臓脂肪や皮下脂肪として蓄積されていきます。これが、近年体重よりも注目を集めている**体脂肪値に、如実に反映される**のです。

血液中の中性脂肪の値が150mg／dLを超えると「高トリグリセライド血症」と診断され、生活習慣の改善が必要となる保健指導の対象となります。この基準値を超えないように、食事や運動などの生活習慣をこまめに見直すことが大切です。中性脂肪値が上がり続け、300mg／dL以上になると病院への受診が必要となる受診勧奨の判定値となってしまいます。

この数値に注意！

空腹時血糖

血糖値は食事の影響を受けるため、１日の中でも常に変動しています。血糖値の変動が小さいタイミングで測定された値を空腹時血糖と呼びます。

⚠ 基準値126mg/dL未満

目標値100mg/dL以下

健康診断の前日は「20時以降食事をとらないでください」といわれます。これは、この空腹時血糖を検査するためで、その人の血糖値のベースとなる値です。ただし、空腹時血糖が低くても、小さめの大福などをひとつ食べれば驚くほど血糖値は上がります。この血糖値スパイク（→P98）が本当は怖いので、注意してほしいと思います。

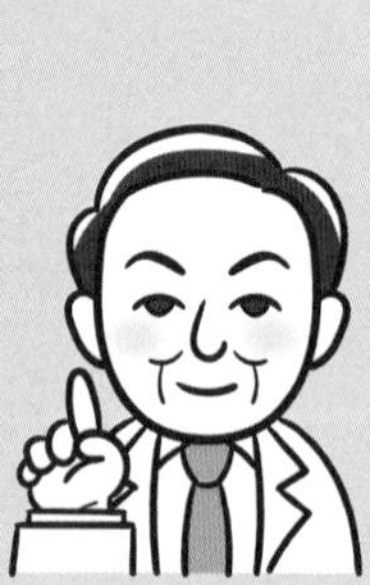

自覚症状はないが血管に悪影響を及ぼす

食事として摂取された糖質は、胃で消化されてブドウ糖（グルコース）となり、腸で吸収された後、血液によって全身に運ばれます。このときの血液中の糖分が「血糖」で、「血糖値」はその糖分量を測定した値です。40歳以上が対象となる特定健診では、空腹時血糖が１００mg／dLを超えると保健指導の対象に。１１０mg／dL以上の場合は、メタボリックシンドロームの基準に該当し、さらに１２６mg／dL以上になると糖尿病の診断基準に該当します。

ただし、血糖値が上昇していても多くの場合、自覚症状がありません。ですが、過剰に増えた血糖は血管を傷つけ、動脈硬化を進行させて、やがて深刻な合併症を引き起こす可能性があります。**血糖値は変動するものですが、振れ幅が少なければ血管は傷つきづらくなります。**

血糖値が下がりにくくなるのはどうして？

加齢や脂肪の蓄積が原因でインスリンがはたらかなくなる

食事をした後は誰でも血糖値が上昇しますが、健康な人であれば、すい臓から分泌されるインスリンというホルモンのはたらきによって、2時間程度で食事前の数値にまで低下します。しかし、さまざまな要因によって血糖が下がりにくくなることがあります。その**主な要因として挙げられるのが、食べ過ぎや運動不足、加齢など**です。

糖質や脂質をとり過ぎるとインスリンのはたらきが鈍ったり不足したりしま

●からだの中のこんな変化によって血糖値が下がりにくくなる

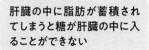

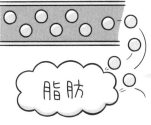

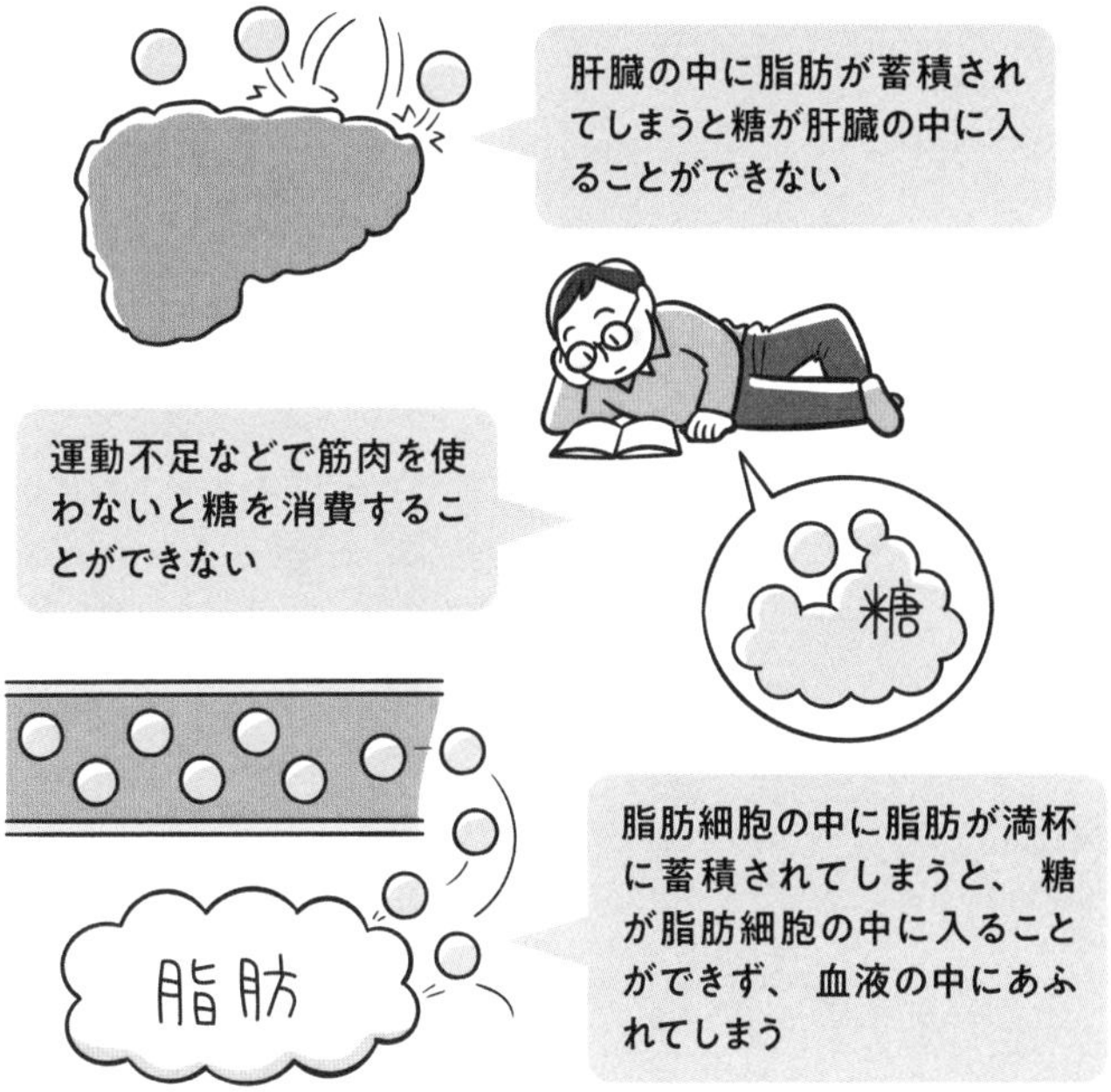

肝臓の中に脂肪が蓄積されてしまうと糖が肝臓の中に入ることができない
運動不足などで筋肉を使わないと糖を消費することができない

脂肪細胞の中に脂肪が満杯に蓄積されてしまうと、糖が脂肪細胞の中に入ることができず、血液の中にあふれてしまう

す。また、**肝臓に脂肪が蓄積されると血糖値が下がりにくいからだになります。**これらをインスリン抵抗性（↓P101）といい、こうなると血糖値が下がりにくくなるため、下げようとしてさらに多くのインスリンが分泌されます。こうして血液中のインスリン濃度が高くなると中性脂肪やLDLコレステロールが増えて体脂肪が増加、体脂肪が増えるとさらに内臓脂肪から活性物質が出てインスリンが効きにくくなるといった悪循環に陥ってしまうのです。

健康診断の数値はからだからのメッセージ

「隠れた脂肪」に気づく絶好の機会!
からだの声に耳を傾けて

健康診断は、自覚症状がない人が受けるものです。何か症状があるのであれば、健診を受けるのではなく、病院を受診するでしょう。症状が表れているのに、「次の健康診断まで待ってみよう」とか「健康診断で判断しよう」というのでは、手遅れになってしまうこともあり得ます。実際に、症状があるのに健診日まで放っておいてしまい、受けてみたら進行していたということもありますので、症状がある場合は健康診断を待たずに一刻も早く受診することをお勧めします。

私が皆さんに本書でお勧めしたい**健康診断の活用法は「隠れた脂肪に気づく」機会にしてほしい**ということ。これまでも説明してきましたが、脂肪肝や中性脂肪過多などは、自覚症状が表れにくく、症状が出る頃にはかなり進行しているケースが見受けられます。そうならないためにも、**私はいつも、一般的な基準値よりも、やや厳しめにお伝えするようにしています。**言い換えれば、数値に兆候がみられた段階で気をつければ、辛い思いをせずに改善することができるということです。もちろん、すでにある程度進行してしまっていても、早期発見ができたり予防ができたりすることは、大きなアドバンテージとなります。どんな病気であっても、早期発見・早期治療に勝るものはありません。

また、次回の健診では、軽い脂肪肝などのうちに取り組んだ習慣改善の成果を、確認する機会にしてほしいと思います。いずれにしても大事なことは継続して受けること。健診が示す数値はからだからのメッセージです。定期的な健康診断を、からだからの声に耳を傾ける機会にしましょう。

栗原毅（くりはら・たけし）

1951年、新潟県生まれ。1978年北里大学医学部卒業。前東京女子医科大学教授、前慶應義塾大学大学院教授。2008年、生活習慣病の予防と治療を目的とした栗原クリニック東京・日本橋を開院し、院長に就任。日本肝臓学会認定肝臓専門医。「血液サラサラ」を命名したひとり。『1週間で勝手に痩せていく体になるすごい方法』（日本文芸社）、『図解で改善！　ズボラでもラクラク！1週間で脂肪肝はスッキリよくなる』（三笠書房）など、監修書・著書多数。

原稿協力	美奈川由紀
本文デザイン	POOL GRAPHICS
本文イラスト	さとうみなこ
カバーデザイン	鈴木大輔（ソウルデザイン）
カバー写真	©SCIENCE PHOTO LIBRARY /amanaimages
編集協力	有限会社ヴュー企画（佐藤友美）
校正協力	株式会社ぷれす

参考文献

『脂肪肝の人のための食品成分BOOK』（日本文芸社）
『1週間で勝手に痩せていく体になるすごい方法』（日本文芸社）
『ズボラでもラクラク！1週間で脂肪肝はスッキリよくなる』（三笠書房）
『肝臓の名医が明かす！1週間で内臓脂肪が自然に落ちる本』（宝島社）
『生活習慣病専門医が教える健康診断の数値を自力で改善する方法』（大洋図書）

肝臓の脂肪は 3日で落ちる

著　者　栗原毅
発行者　池田士文
印刷所　株式会社光邦
製本所　株式会社光邦
発行所　株式会社池田書店
〒162-0851
東京都新宿区弁天町43番地
電話03-3267-6821（代）
FAX03-3235-6672

落丁・乱丁はお取り替えいたします。

ISBN 978-4-262-12412-4

[本書内容に関するお問い合わせ]
書名、該当ページを明記の上、郵送、FAX、または当社ホームページお問い合わせフォームからお送りください。なお回答にはお時間がかかる場合がございます。電話によるお問い合わせはお受けしておりません。また本書内容以外のご質問などにもお答えできませんので、あらかじめご了承ください。本書のご感想についても、当社HPフォームよりお寄せください。
[お問い合わせ・ご感想フォーム]
当社ホームページから
https://www.ikedashoten.co.jp/

24010010